U0214426

陈建文　主编

岭南文化读本

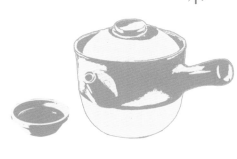

刘小斌
黄子天　主编

岭南
中医中药

LINGNAN
ZHONGYI ZHONGYAO

SPM
南方传媒

广东科技出版社
全国优秀出版社
·广州·

图书在版编目（CIP）数据

岭南中医中药 / 刘小斌，黄子天主编. —广州：广东科技出版社，
2023.4

ISBN 978-7-5359-7847-9

Ⅰ. ①岭…　Ⅱ. ①刘…②黄…　Ⅲ. ①中国医药学—文化—广东
Ⅳ. ①R2-05

中国版本图书馆CIP数据核字（2022）第055817号

岭南中医中药
Lingnan Zhongyi Zhongyao

出 版 人：	严奉强	
项目统筹：	尉义明	
责任编辑：	曾永琳　马霄行　邹　荣	
装帧设计：	琥珀视觉	
责任校对：	于强强	
责任印制：	彭海波	
出版发行：	广东科技出版社	
	（广州市环市东路水荫路11号　邮政编码：510075）	
销售热线：020-37607413		
http://www.gdstp.com.cn		
E-mail：gdkjbw@nfcb.com.cn		
经　　销：	广东新华发行集团股份有限公司	
排　　版：	创溢文化	
印　　刷：	广州市彩源印刷有限公司	
	（广州市黄埔区百合三路8号　邮政编码：510700）	
规　　格：	787 mm×1 092 mm　1/16　印张15　字数300千	
版　　次：	2023年4月第1版	
	2023年4月第1次印刷	
定　　价：	76.00元	

如发现因印装质量问题影响阅读，请与广东科技出版社
印制室联系调换（电话：020-37607272）。

岭南文化读本

主　编　　陈建文

副主编　　崔朝阳　　王桂科

岭南中医中药

主编　刘小斌　黄子天

编委　陈凯佳　刘成丽　余洁英

前　言

医学也有岭南岭北之分吗？中医经典《素问·异法方宜论》曰："地势使然也。"先人早已察觉东南西北中地势有差异，故医学上的治法不同。岭南地域之名始于唐贞观时十道之一的岭南道，其所辖范围约当今之广东、海南、香港、澳门及广西大部分地区和越南北部地区，属热带亚热带气候，南濒海洋，北靠五岭。大庾岭、骑田岭、都庞岭、萌渚岭、越城岭这五条山脉形成自然屏障，使岭南地区与中原内地阻隔，岭南中医中药就是在这种独特的地理环境下起源发展成熟起来的，并已经成为我国传统医学不可或缺的组成部分。

当代学者对岭南中医中药撰写范围的划定原则是"博古约今"。博古，即古代岭南地域较今广阔，故明清以前取材范围较为广博；约今，是指自明清以降，取材范围相对较小，由于历代行政区划的变动，现在提及岭南一词，特指广东、广西、海南、香港、澳门，核心部位在广东尤其是珠三角。现时之粤港澳大湾区，为岭南地区的政治经济文化中心，影响辐射周边地区，故当代学者已习惯把广东称为"岭南"。由于岭南所具有的这种人文地理含义，因此无论是古代、近代还是现代，岭南中医学研究的主流内容仍然是广东的中医学。

岭南中医中药研究的开拓者、国医大师邓铁涛教授曾题词："中华文化黄河发源，长江发展，珠江振兴。"他感触于改革开放大潮首先从广东开始，认为经济发展与人才迁徙有使我国中医药学术中心从黄河流域→长江流域→珠江流域逐渐转移的趋势。岭南中医中药有悠久历史的沉淀积累，有改革开放前沿的优越地缘，通过融合自然科学其他相关学科的合理内涵，从1979年至2022年以临床实践的有效性得以继续前行，使广东逐渐从中医药大省发展成为中医药强省。

强省标志之一是岭南中医能以高端诊疗技能服务民众，满足民众医疗保健的需要，每年全国乃至境外各地的许多患者都慕名来广州寻求名医诊治，然后又大包小包、千里迢迢地将药物扛回家，由此可见一斑。为什么他们不直接拿着药方回家乡抓药呢？因为当地没有他们需要的药。岭南本土医家用的很多草药，如五指毛桃、独脚金、田基黄、鸡骨草、珍珠草等都是岭南独有的。仅以广东省中医院为例，其日门诊量过万，中药用量以吨计算，没有名医群体良好的临床疗效与优质的中药材，没有浓厚的岭南中医药文化氛围，岂能有此等景观？

我国幅员辽阔，由于地理环境的差异和历史上开发的先后不同，各个地区的情况千差万别，医学发展也表现出明显的不平衡性。本书从岭南医药源流入手，以点带面展示了岭南中医中药的地方与人文特色。希望本书的出版，能够进一步推动岭南优秀医药文化的传承与发展。

编　者

2022年12月

目　录

一、岭南医药源流

（一）岭南医药起源及早期概貌

1. 岭南医药，源远流长

岭南医药，源远流长。考古学家发现，远在中更新世之末至晚更新世之初，广东韶关曲江马坝镇就生存有古人类，1958年在马坝狮子山洞穴里发现的"马坝人"头骨化石，测定年代为距今12.9万年，其头盖骨顶面呈卵圆形，眉脊粗厚、向前和两侧突起，颅骨骨壁较薄，颅穹窿较为隆起，具有黄种人的一些重要特征，为黄色人种的原祖之一。与马坝人伴生的古动物计有8个目38个种属，其中包括大熊猫、剑齿象等[①]。马

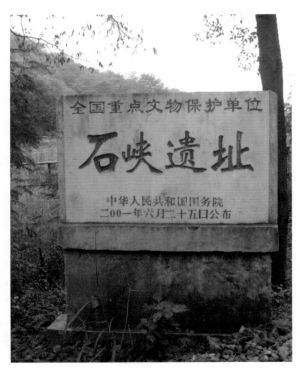

全国重点文物保护单位石峡遗址

马坝人活动区域石峡遗址，位于广东省韶关市曲江区，是新石器时代晚期遗址，总面积约3万平方米，已揭露面积达4 000平方米。

---

① 方志钦、蒋祖缘：《广东通志》，广东高等教育出版社，1996，第44页。

坝人穴居山洞，懂得用火，火能御寒防湿，将生食转化为熟食，驱赶野兽保护自己，这是最原始的卫生保健活动。笔者曾到马坝人石峡遗址调研：遗址内发现有房址、灰坑、陶窑、墓葬等遗存，出土各种石器、陶器、骨器、玉器等3 000余件，其中有羚羊角、鹿角等动物的药用部位化石。原始社会人兽杂处，环境险恶，人们在寻找食物及与野兽的搏斗中，经常会遭到伤害，部落间厮杀格斗造成的伤痛也经常发生，古人通过用一些植物、泥土或液体外敷创口，或用手按压或辅以木头等器械固定伤处，从而逐渐发现一些骨伤外科疾病防治的方法和药物。

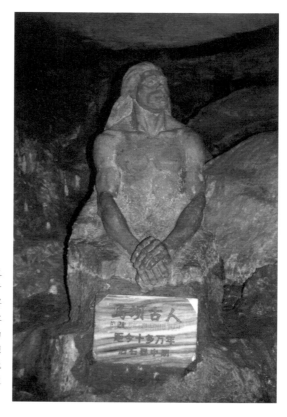

马坝人穴居山洞复制图像
　　马坝人遗址所在的狮子山，因外形酷似一头巨狮而得名。1958年在狮子山石灰岩溶洞内发现的旧石器时代中期的人类化石，属早期智人。马坝人穴居山洞，懂得用火，火能抵御寒冷，转生食为熟食，这是岭南卫生保健活动的起源。

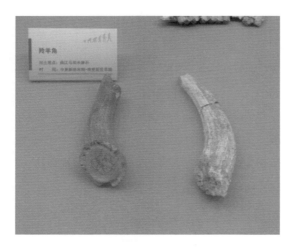

马坝人石峡遗址出土的羚
羊角（广东省马坝人博物
馆藏）

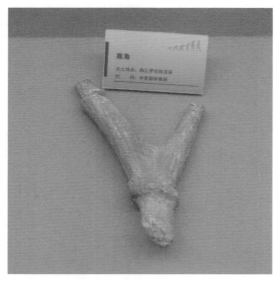

马坝人石峡遗址出土的鹿角
（广东省马坝人博物馆藏）

　　据文献记载，早在传说中的五帝时期，岭南就已被纳入中原的视野。《尚书·尧典》载："申命羲叔，宅南交。"[1]尚，上也，《尚书》乃上古经书，记载了上古的史事。羲叔，相传为唐尧时期观测天文、制定历法的官吏。南交，即南方交趾之地，尧帝派遣羲叔驻南方观

① 《尚书》，吉林人民出版社，1996，第2页。

察星象，判定季节，制作历法。那个时代，南方交趾之地还是一片荒芜，渺无人烟。

汤定四方献令，两广地方始名南越。商王朝时，岭南亦定时向商王进贡，据《逸周书·王会解》载，按伊尹之令，岭南一带"正南瓯、邓、桂国、损子、产里、百濮、九菌，请令以珠玑、玳瑁、象齿、文犀、翠羽、菌鹤、短狗为献"[1]。周成王时岭南的贡品则有"路（骆）人大竹""仓（苍）梧翡翠""越骆之菌""南海之秬"等[2]。

周朝时楚国熊氏伐扬越，越地大部遂为楚有，楚国立"楚庭"于南海，今广州市越秀山麓仍有"楚庭"纪念建筑物存。据光绪《广州府志》记载："周时南海有五仙人，骑五色羊，各持谷穗一茎六出，

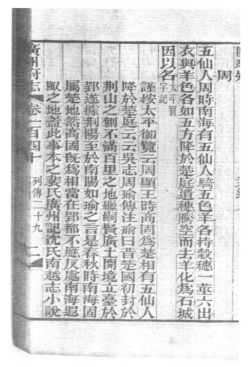

《广州府志》记载周五仙人

① 朱右曾：《逸周书集训校释》，世界书局，1957，第198页。
② 吕不韦：《吕氏春秋》，载《四部丛刊》，上海书店，1989，第142页。

衣与羊色，各如五方，降于楚庭，遗穗腾空而去，羊化为石，城因以名。"①今广州越秀山越秀公园有五羊碑石纪念雕塑。这虽然是神话传说，但从侧面反映出最迟自周代起，这一带就开始有了农牧业生产，而医学活动是与人们的生产劳动实践紧密关联的，人们在生产劳动实践中发现了植物药、动物药和矿物药，发现了砭石刺病、熨灸、裹敷等外治方法，为医药经验的积累打下了基础。

2. 秦汉时期，医学始昌

七国争雄，秦一统天下，岭南随着楚被灭而归于秦。秦王政（始皇帝）于公元前223年发兵50万，由赵佗、屠睢率领南进，于公元前223—前222年占领了岭南地区。为解决运输与给养问题，秦军开凿了湘江与漓江间的人工运河灵渠，沟通了长江与珠江两大水系，大大便利了岭南与中原的交通。《史记·南越列传》载："南越王尉佗者，真定人也，姓赵氏。秦时已并天下，略定杨越，置桂林、南海、象郡。"②司马迁评述曰："尉佗之王，本由任嚣。遭汉初定，列为诸侯。隆虑离湿疫。"③隆虑，指隆虑侯周灶。离，通"罹"，罹患。湿疫，指岭南气候炎热潮湿，瘴疫盛行。南海郡下辖番禺、四会、龙川、博罗四县，范围包括今珠江三角洲和北江、东江、韩江流域。桂林郡的范围大体包括红水河、柳江、黔江、郁江、浔江、桂江、贺江流域及今广东肇庆至茂名一带。象郡包括今海南省和广西西部、越南北部及中部地区。至秦汉时期，岭南正式纳入统一的中央王朝建制，地方政治、经济、农耕文化、习俗受中原影响日深。

---

① 戴肇辰等：《广州府志》卷一百四十《列传二十九》，光绪五年（1879年）粤秀书院刻本。
② 司马迁：《史记》，中华书局，1959，第2967页。
③ 同上书，第2977页。

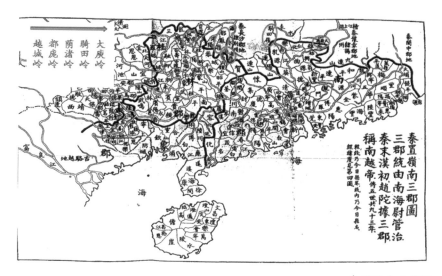

秦置岭南三郡图

三郡，指南海郡、桂林郡、象郡。秦南有五岭之戍，大庾一，骑田二，萌渚三，都庞四，越城五。

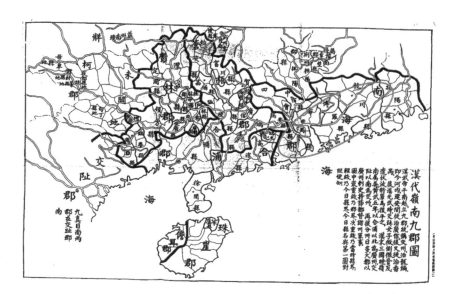

汉代岭南九郡图

九郡，指南海郡、合浦郡、苍梧郡、郁林郡、珠崖郡、儋耳郡、交趾郡、九真郡、日南郡。

　　1983年发现于广州市解放北路象岗山的西汉南越王墓，墓主为西汉初年南越王国第二代王赵眜。赵眜，赵佗之孙，号文王，公元前137年至前122年在位。西汉南越王墓是岭南地区迄今发现的规模最大、随葬品最丰富、出土医药卫生文物最多的一座汉代彩绘壁画石室墓。与医药卫生相关的文物有：中药材羚羊角、象牙、乳香、大枣、五色药石（紫水晶173.5克、硫黄193.4克、雄黄1 130克、赭石219.5克和绿松石287.5克，推测其为"五石散"）、铅丹；医药用具铜臼及铜杵，陶药瓿及药丸，银药盒及药丸，铁针、毒箭簇；卫生用品铜熏炉、陶熏炉、匜和洗；求仙及防腐用品丝缕玉衣、珍珠饭含、玻璃鼻塞、珍珠枕头、承露盘等①。说明岭南地区医药历史文化至少有2 000年之久。

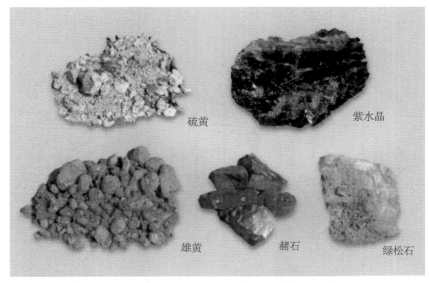

西汉南越王墓出土文物五色药石（广州西汉南越王墓博物馆藏）

　　及至东汉，南海杨孚著《异物志》，是现存最早的岭南学术著作。杨孚，字孝元，生卒年不详，大约生活在东汉时期。《异物志》记载了

---

① 麦英豪、黄淼章、谭庆芝：《广州南越王墓》，生活·读书·新知三联书店，2005，第49页。

交州（今广东、广西，以及越南北部）一带的物产风俗及民族状况，虽然不是医药专著，但涉及部分药用动植物的资料，包括以下种类。

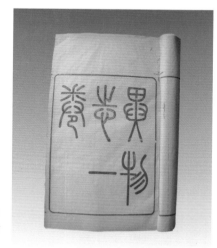

杨孚《异物志》书影
图为清道光辛卯年（1831年）粤雅堂木刻本。

稻。"稻，交趾冬又熟，农者一岁再种。"杨孚的记载证实水稻在汉代即是岭南的主要粮食作物，且已达到一年两熟的生产水平。稻之芽，即谷芽，乃消食健脾佳品，可快脾开胃，下气和中，消食化积。

文草。"文草，作酒其味甚美，土人以金买草，不言贵也。"今人考证，文草又名文章草、南五加皮，可祛风湿、强筋骨。杨孚记载了汉代粤人即有不惜重金购南五加皮浸酒药用的风俗。

橘树。"橘为树，白华而赤实，皮既馨香，里又有善味。交趾有橘官长一人，秩三百石，主岁贡御橘。"汉代岭南有专门管理上贡橘和橘皮的橘官长。橘皮在《神农本草经》中已被列为上品，岭南橘皮后发展为道地药材广陈皮。

槟榔。"槟榔……以扶留藤、古贲灰并食，下气及宿食白虫，消谷，饮啖设为口实。"杨孚最早记载了岭南槟榔与扶留（胡椒科蒌酱）、古贲灰（牡蛎灰）并食的习俗："古贲灰，牡蛎灰也。与扶留、槟榔三物合食，然后善也。"槟榔可驱虫消积、行气利水，但久嚼会引起牙齿松动、食欲减退。俗曰："槟榔扶留，可以忘忧。"扶留藤即是蒟酱，清代吴其濬据其在湘、滇、粤等地所观察，认为扶留无花实，当地人只取叶裹槟榔而食。

益智。"益智，类薏苡。实长寸许，如枳椇子。味辛辣，饮酒食之佳。"杨孚最早记载了益智的"味辛辣，饮酒食之佳"，可能是取它醒脾健胃的作用。晋代嵇含在《南方草木状》中载："建安八年，交州刺史张津尝以益智子粽饷魏武帝。"足见益智仁在当时的珍贵。

余甘。"余甘，大小如弹丸，视之理如定陶瓜。初入口，苦涩，咽之，口中乃更甜美足味。盐蒸之，尤美，多可食。"杨孚最早记载了岭南所产余甘子先苦后甜之特征，其后的《南方草木状》谓："术士以变白须发有验。"《唐本草》始入药，名庵摩勒，主风湿热气。

豆蔻。"豆蔻，生交趾，其根似姜而大，从根中生，似益智皮，壳小厚皮如石榴，辛且香。"杨孚最早指出豆蔻味"辛且香"，《本草经集注》谓豆蔻"味辛，温，无毒。主温中，心腹痛，呕吐，去口臭气"。

藿香。"藿香，交趾有之""出海边诸国，形如都梁，可着衣服中"。这种出交趾、九真诸国的藿香，后来吏民皆种之，可能就是岭南特有的广藿香。

桂。"桂之灌生，必粹其族；柯叶不渝，冬夏常绿。"桂之为药，早在《神农本草经》中已被列为上品，杨孚主要歌咏其在岭南成林常绿。

郁金。"郁金，出罽宾国。人种之，先以供佛，数日萎，然后取之。色正黄，与芙蓉花裹嫩莲者相似。可以香酒。"罽宾国，古西域国名，汉代在喀布尔河下游及克什米尔一带。杨孚记载此物由国外传来已久，因其难得，故当地人先用来供佛，然后再收集以供应用。

木蜜。"木蜜，名曰香树，生千岁，根本甚大，先伐僵之，四五岁乃往看。岁月久，树材恶者腐败，惟中节坚直芬香者独在耳。"木蜜可能指的是白木香，杨孚描述的是香树的心材形成沉香的过程。

龙眼、荔枝。"龙眼，荔枝，生朱提南广县、犍为僰道县，随江东至巴郡江州县，往往有荔枝，树高五六丈，常以夏生，其变赤可食。龙眼似荔枝，其实亦可食。"岭南荔枝与龙眼在汉初已是贡品。龙眼在《神农本草经》中是上品，其叶、核、肉皆可入药。

橄榄。"橄榄生南海浦屿间，树高丈余，其实如枣，三月有花生，至八月方熟，甚香。木高大难采，以盐擦木身，则其实自落。"橄榄，广州人至今仍然用其防治肺系咽喉疾病；潮州人用其煲粥，清理大肠湿热、健脾醒胃。

蚺蛇。"蚺惟大蛇，既洪且长，采色驳荦，其文锦章。食豕吞鹿，腴成养创，赛享嘉燕，是豆是觞。"杨孚诗中已经提及蚺蛇膏油可以愈疮，粤人以其肉为佳肴。

鲮鲤。"鲮鲤，吐舌蚁附之，因吞之，又开鳞甲使蚁附其中，乃奋迅则舐取之。"鲮鲤即穿山甲，又名鲮鲤甲，其体表外披鳞甲，具穿山掘洞之力，以长舌舐食虫蚁。一般学者认为穿山甲始载于梁朝陶弘景的《名医别录》，而实际上杨孚的《异物志》比其早。

玳瑁。"玳瑁，如龟，生南海，大者如簸箕，背上有鳞，鳞大如扇，有文章。将作器，则煮其鳞，如柔皮。"玳瑁味甘性寒，有镇心安神、平肝息风的作用，主解岭南百药毒，俚人刺其血饮之以解诸药毒。《太平圣惠方》中有玳瑁丸，治急风、中恶、不识人、面青、四肢逆冷。

犀角。"犀角中特有光耀，白理如线，自本达末，则为通天犀。"犀角过去为名贵药物，现已禁用。唐代《新修本草》载："（犀角）味苦、咸、酸、寒、微寒，无毒，主百毒蛊疰，邪鬼，瘴气，杀钩吻、鸩毒、蛇毒、除邪、不迷惑魇寐。疗伤寒、温疫、头痛、寒热、诸邪气。有通天犀，角上有一白缕，直上至端，此至神验。"杨孚介绍的犀角是入药最好的品种。

以上列举之17种可作药用的植物、动物，均出自汉代杨孚《杨议郎著书》一卷，道光辛卯年（1831年）八月粤雅堂校刻本。

（二）晋唐宋金元岭南医学进步

1. 肘后备急，救卒活人

从魏晋到南北朝，我国中原地区多次发生战乱，迫使人口南迁，随之带入先进的农业技术和科学文化（包括医学），岭南得到第一次较大开发。名医流寓岭南，医学有文献可征者自葛洪《肘后备急方》始，同时期的岭南医家还有支法存、仰道人、鲍姑等。

支法存，本是胡人，生于广州，善医术，350年左右在广州行医，擅长治疗脚气病和瘴疟蛊毒等热带寄生虫病，著《申苏方》五卷。《申苏方》现已佚，但其内容在葛洪《肘后备急方》《外台秘要》等书中仍有辑录。仰道人身世不详，亦无著作存留。唐代孙思邈《备急千金要方》中载："岭南江东有支法存、仰道人等，并留意经方，偏善斯术，晋朝仕望多获全济，莫不由此二公。"①同治年间《广东通志·列传五十九》载："仰道人，岭表僧也，虽以聪慧入道，长以医术开怀，因晋朝南移，衣缨士族，不袭水土，皆患软脚之疾，染者无不毙踣，而此僧独能疗之，天下知名焉。"②由此可知他是东晋时人，大致与支法存生存于同一时期，并长于治疗脚气病。鲍姑，葛洪妻子，南海太守鲍靓之女，擅长艾灸术。据民国二十四年（1935年）《广东省广州市粤秀山三元官历史大略记》碑载："南海越秀山右有鲍姑井，犹存，其井名虬龙井，有赘艾，借井泉及红艾活人无算。"

葛洪，字稚川，号抱朴子，晋代著名的医学家、道教理论家、炼丹家，丹阳句容（今属江苏省句容市）人，占籍岭南，两度入粤，终老于罗浮山。罗浮山乃岭南医药肇始之地，早在秦代，罗浮山就有人采药治病。光绪《广州府志》卷一百四十记载："秦安期生，琅琊人，卖

---

① 孙思邈：《备急千金要方》，人民卫生出版社，1955，第138页。
② 阮元、陈昌齐：《广东通志》，商务印书馆，1934，第541页。

药东海边，时人皆言千岁也。始皇异之，赐以金璧值数千万……安期生在罗浮时尝采涧中菖蒲服之，至今故老指菖蒲涧为飞升处。"①传说安期生又称北极真人，山东琅琊阜乡人氏，在东海之滨卖药，时人称其千岁翁。秦始皇东巡时曾与其长谈并赐给他黄金玉璧，希望能从他那里得到长生药。当晚一夜东风，把东海蓬莱一角吹到南海与罗山结合，就成了今日的罗浮山。后人有诗为证："浮山浮海自东来，嫁与罗山不用媒。合体真同夫与妇，生儿尽作小蓬莱……"葛洪一生大部分时间在岭南度过，其学术成就也主要在岭南取得，晚年归隐罗浮，在山积年，优游闲养，著述不辍，惜现存只有两部著作——《肘后备急方》及《抱朴子》，这两部著作集中反映了葛洪的医学成就和养生思想。有关葛洪生平及学术成就，详见第二部分第一小节"南粤先贤葛洪"。

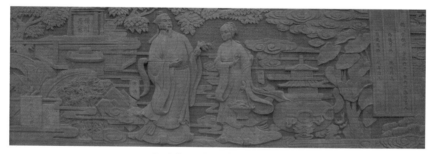

广州中医药大学建有岭南名医壁，第一位即葛洪浮雕

唐朝大庾岭（梅岭）古道开通，成了沟通岭南岭北的交通要道，梅岭古道使赣江航运与北江航运的联系更趋紧密，赣江过大庾岭可顺浈水（北江）入广州，故南行岭南研究疾病防治方法者逐渐增多。《新唐书·艺文志》中所载相关文献如下：无名氏《岭南急要方》二卷；李暄《岭南脚气论》一卷，又方一卷；青溪子《脚气论》三卷；郑景岫《南中四时摄生论》一卷；李继皋《南行方》三卷。唐代孙思邈的《千金翼方·药出州土第三》有"岭南道"药材专篇，记载了广州、韶州、贺州

---

① 戴肇辰等：《广州府志》卷一百四十《列传二十九》，光绪五年（1879年）粤秀书院刻本，第3页。

等15个州的药材，有石斛、桂心、槟榔等22种。

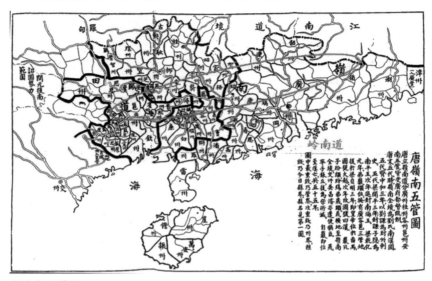

唐岭南五管图

　　岭南道之名始于唐贞观时，其所辖为广州、桂州、容州、邕州、安南五管。

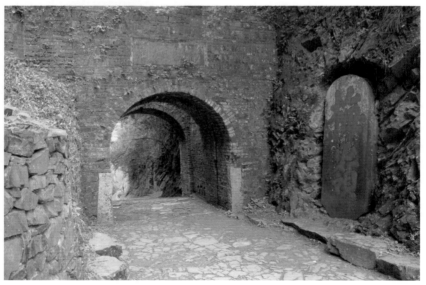

梅岭古道遗址

　　梅岭古道上的南粤雄关，位于大庾岭中段。唐代张九龄奉诏在此劈山开道，修出一条山间大道，穿过粤、赣两省。岭北为章水之源，汇赣江而入长江；岭南为浈水之源，汇北江而入珠江。

宋代岭南两部医著为陈昭遇参与编修的《太平圣惠方》100卷、刘昉撰写的《幼幼新书》40卷，现均见存，在全国有一定影响。陈昭遇，南海人，家世为名医，至陈昭遇尤著。宋开宝元年（968年）至京师，授翰林医官。太平兴国三年（978年），宋太宗诏翰林医官院献家传经验方万余首，连同太宗亲收千余首，命由北宋翰林医官院使王怀隐，副使王佑、郑奇，医官陈昭遇四人校勘编类，于淳化三年（992年）编集成书。是书分1 670门，载方16 800多首，内容包括脉法、处方用药、五脏病症、内、外、骨伤、金创、胎产、妇、儿、丹药、食治、补益、针灸等，反映了北宋以前的医学水平，具有相当高的临床参考价值。其中卷第四十五《治江东岭南瘴毒脚气诸方》，论述了岭南地区多发瘴毒脚气病的原因、病因病机、症状及治疗，治疗宜服五加皮散方："五加皮一两，薏苡仁一两半（微炒），防风半两（去芦头），牛膝二分（去苗），赤茯苓二分，独活半两，丹参半两，枳壳半两（麦炒微黄，去瓤），川升麻三分，麻黄一两（去根节），羚羊角屑三分，汉防己三分，桂心半两，黄耆三分（锉），石膏二两。"卷第五十二《治山瘴疟诸方》指出山瘴疟为岭南特发病："生于岭南带山水之处，其状发而寒热，休作有时，皆因游溪源，中于湿毒气故也，其病重于伤暑之疟也。治山瘴疟及时气，茵陈圆方：茵陈二两，大麻仁五两（研如膏），豉五合（炒干），恒山三两（锉），栀子仁二两，鳖甲一（二）两（涂醋炙，令黄，去裙襕），川芒硝二（三）两，杏仁三两（汤浸，去皮尖，双仁麸炒微黄），巴豆一两（去皮心，熬令黄，纸裹压去油，研）。"①

---

① 王怀隐等：《太平圣惠方》，人民卫生出版社，1982，第1385-1604页。

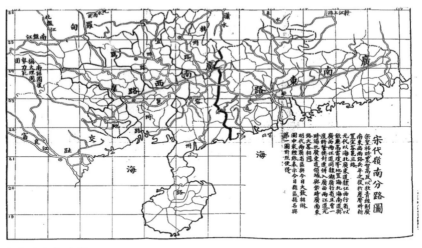

宋代岭南分路图

　　宋代岭南分广南东路、广南西路，元代称湖广等处行中书省，明代两广范围与今日大致相似。

2. 幼幼保民，卫生有方

　　刘昉（？—1150），字方明，赐名旦，汉中山靖王后裔，世居海阳（今广东潮州）。近人刘成英考证：刘昉约生于北宋徽宗大观二年（1108年），家族世代书香，为官者众。其父刘允，字厚中，潮州唐宋八贤之一，绍圣四年（1097年）进士正奏第三甲，曾任程乡知县和化州、桂州知州，清洁廉明，博学多才，于经史百家，以至天文地理、医卜之书，莫不皆贯。其弟刘景，曾任台州、南雄知县。刘允兼通医学，撰《刘氏家传方》，刘昉参与编写。刘昉素好方书，故有后来编撰《幼幼新书》之举①。

---

① 李姝淳、刘小斌：《龙图阁大学士岭南儿科鼻祖刘昉》，载政协广东省委员会办公厅、政协广东省委员会文化和文史资料委员会、广东省中医药学会编《岭南中医药名家》，广东科技出版社，2010，第15页。

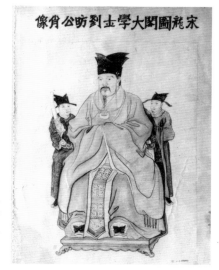

宋龙图阁大学士刘昉像

刘昉（？—1150），字方明，广东海阳（今潮州）人，官至龙图阁大学士，故人称"刘龙图"，编撰有《幼幼新书》。照片由潮州卫校陈锦荣教授提供。

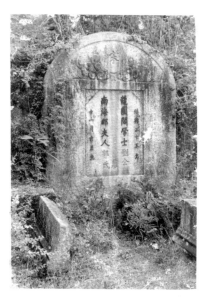

刘昉墓地
照片由潮州卫校陈锦荣教授提供。

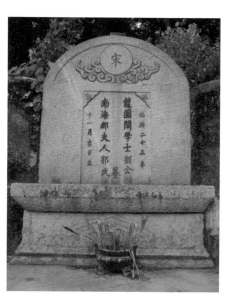

后人重修刘昉墓地

　　《幼幼新书》全书100多万字，40卷，设667门，从儿科总论、病源形色、胎教调理、新生儿的养护、常见疾病防治，到小儿先天疾病、内科杂病、外科疾病、五官科疾病，以及血疾淋痔、虫疰、斑疹麻痘、一切丹毒、痈疽瘰疬等500多种病证的病因和证治，都有详细的叙述。用药治法也很详备，除常用的丸、散、膏、丹外，还有外治法如针刺、艾灸等。

儿科又称"哑科"，问诊比较困难，加上小儿就诊时啼哭吵闹，影响闻诊、切诊，因此望诊在儿科诊断学上显得特别重要。《幼幼新书》在现存儿科专著中最早提出诊三关指纹，主张3岁以内小儿以观察指纹代替切脉，书中记述有虎口三关指纹察验法，该诊法一直沿用至今。《幼幼新书》的价值还在于保存了宋代以前的大量古医籍资料，如卷二《论初受气第十》引用了《颅囟经》中的"天地大德，阴阳化功，父母交和，中成胎质，爰自精凝血室，儿感阳兴，血入精宫，女随阴住……"，而现代的《颅囟经》（明代辑佚本）是没有这段文字的，这是对现行本的补充。又如卷二十《骨蒸第三》引用了已亡佚的唐代崔知悌的《骨蒸病灸方》中用灸法治骨蒸的方法，与《外台秘要》所辑内容相似，但更为详尽全面，对辑佚该书并进而从中研究古代灸法有启发。《幼幼新书》中还用到《伤寒论》的藁本粉、赤茯苓汤、竹茹生姜汤、黑奴丸等方药，为现在各种《伤寒论》刊本所没有，这些内容有助于经方的研究。

南宋末年，元军压境，临安富家大族多随末帝赵昺逾岭而来，或随文天祥经赣闽潮汕而来，故岭南人民在血统上很早就接上了中原的系谱。宋元间有释而医者继洪（释继洪），汝州（今河南省汝州市）人，南游岭表，纂修《岭南卫生方》。他深入粤地考察，如记述治咳逆加淡竹叶时他注明："此草惟广州白云后洞及惠州罗浮有之。"[①]可见释继洪是亲身到过广州白云山及惠州罗浮山采药的。又记述："五岭之南，不惟烟雾蒸湿，亦多毒蛇猛兽。前贤有诗云：雾锁琼崖路，烟笼柳象州。巴蛇成队走，山象着群游。"[②]可见当时岭南地理环境及气候之恶劣。释继洪感叹："盖岭外良医甚鲜，凡号为医术者，率皆浅陋。又郡

① 释继洪：《岭南卫生方》，中医古籍出版社，1983，第64页。
② 同上书，第131页。

县荒僻，尤乏药材，会府大邦，间有医药，且非高价不售。"①寥寥数语，即把宋元时期岭南地区缺医少药的环境氛围描述得很清楚。

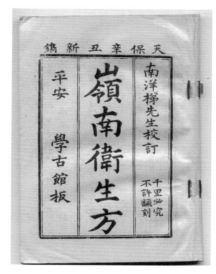

《岭南卫生方》书影
1983年中医古籍出版社据日本天保辛丑年（1841年）平安学古馆板梯谦晋造校订本影印出版。

对于岭南气候特点，《岭南卫生方》又有以下描述：一是四季不甚分明，岭南隆冬，林无凋叶，野有蔓草，四时手握葵箑（音shà，扇子），山中海边老人至死未见过霜雪，不同于北方气候四季分明。二是气候变化大，昼夜温差不定。岭南气候无常，虽盛夏下雨即骤冷，虽隆冬出太阳即闷热。所谓"一日之内，气候屡变，昼则多燠（音yù，暖、热），夜则多寒，天晴则燠，阴雨则寒"②。三是南土暑湿炎热："岭南既号炎方，而又濒海，地卑而土薄。炎方土薄，故阳燠之气常泄；濒海地卑，故阴湿之气常盛。而二者相薄，此寒热之疾，所由以作也。阳气常泄，故四时放花，冬无霜雪，一岁之间，暑热过半，穷腊久晴，或至摇扇。人居其间，气多上壅，肤多汗出，腠理不密，盖阳不返本而然。阴气盛，故晨夕雾昏，春夏雨淫。一岁之间，蒸湿过半。三伏之

---

① 释继洪：《岭南卫生方》，中医古籍出版社，1983，第60页。
② 同上书，第2页。

内，反不甚热，盛夏连雨，即复凄寒，或可重袭。饮食、衣服、药食之类，往往生醭（音bú，白色的霉）。"①

《岭南卫生方》是一部岭南"瘴"病（瘴疫）防治专著，书中提出了瘴疫不同证型的分类与治疗方法。如按照临床表现及病证轻重可区分为冷瘴、热瘴、痖瘴三类："轻者寒热往来，正类痎疟，谓之冷瘴。重者蕴热沉沉，昼夜如卧炭火中，谓之热瘴。其尤重者，一病则失音，莫知其所以然，谓之痖（哑）瘴。冷瘴必不死，热瘴久而死，痖瘴无不死者。"②

冷瘴："诊其脉带数，一呼一吸之间五六至，两手第二指关脉弦，按之如弓弦之状，原是冷瘴无疑。然亦未可服药，且看恶寒退后发热，发热退后自汗，头痛或不痛，呕吐或不呕，但其热有退时，次日或间日再发。"从其描述症状来看，冷瘴类似疟疾，故又称痎疟。

热瘴："夫热瘴，乃是盛夏初秋，茅生夹道，人行其间，热气蒸郁，无林木以蔽日，无水泉以解渴，伏暑至重，因而感疾。"书中还记述热瘴有"身极热而头极痛，脉数""面赤心热，舌破鼻衄"或"热而精神昏乱"等证候，从其描述症状来看，热瘴类似外感发热感染较重的病症。

痖瘴：痖，通哑。痖瘴即"热瘴之甚者，盖常人肺气入心则为音声，今瘴毒兜在胸臆，使脾气不通，涎迷心窍，故不能言也"。邪闭心窍，昏不知人则不能言。由感染导致的具有传染性的发热疾病至昏迷不省人事者谓之痖瘴。此虽大略之言，然亦可以由此而知受病浅深也。

鉴别诊断：诸证皆有发热，不可悉归于瘴也。当时与岭南瘴疾相似的主要病症有八种：痰证、食积、虚烦、脚气、疮毒、瘀血、劳发、痘疹。书中谓："已上八证非伤寒，亦非瘴气，各有专科门类，识者鉴之。"③

---

① 释继洪：《岭南卫生方》，中医古籍出版社，1983，第2页。
② 同上书，第15页。
③ 同上书，第158页。

治疗："若其证身热而复寒，谓之冷瘴，不换金正气散主之。若身热胸痞，或呕或噎，大便不利者，嘉禾散。若病轻而觉有积聚，兼进些少感应丸，无积者不可用。若病稍重，便不可妄为转利，当温中固下。若冬末春初，因寒而作大热者，愚鲁汤，柴胡可减。夏月因暑气者，六和汤。"痖瘴无不死者，故不与方药，用挑刺法。

预防：对于"北人寓广之地者，往来广之途者"，宜"饮食有节，起居有常"，则邪气不能为害。劳役伤饥之人易感瘴气，而常居岭南者，因能慎起居、节饮食、寡欲清心，故虽有风邪勿能害也。同时应常备药物以防瘴病，如红丸子、紫金锭、苏合香丸、不换金正气散之类。饮食方面，当发病时戒生冷油腻，尤其是酒肉鱼面。可食粥，戒荤腥，不吃白糁萝卜及咸豉；病愈后仍吃素粥3日，5日后才能用猪脾煮烂做粥或吃软饭，10日后才可喝少量酒，吃少量肉羹，但不能吃骨汤等肥腻之品，最好戒一两个月。

从秦汉至宋元，岭南著名医家计25人，医著38种，但著名医家多是流寓占籍者，医学著作能流传至今天的亦不多，就全国范围来说，真正有影响的是葛洪及其《肘后备急方》、刘昉及其《幼幼新书》。由于历史条件与地域开发的影响，广东古代文化与我国中原、江浙一带文化发达地区相比较，显然差距很大。在明清以前很长的一段历史时期内，广东并不为朝廷所重视。广东位于南方边陲之地，与中华民族文化发祥地黄河、长江流域距离甚远，山川阻隔，交通极为不便。古代中州人士无不视粤为畏途，所谓"少不入粤，老不入川"，乃畏惧粤地山岚瘴气、疫疠麻风，深恐年少不慎易受传染。唐代刘禹锡贬连州刺史，一入岭表，即染瘴疟。宋代苏东坡居海南，亦云儋州食无肉、出无友、居无屋、病无医、冬无炭、夏无泉。语虽不多，已尽当时风土之大概。岭南在那个时候相当于一个流放场所，故罪民流徙于此，罪臣贬迁于此，朝廷南选入粤京官顶多只有五品，且他们亦嫌阻远险恶，多不愿就仕。文化有差距，当然中医药学术也不能例外，但历经明清两代后，情况开始发生了变化。

（三）明清广东中医的发展崛起

1. 文化昌盛，天子南库

广东作为一个行政区域出现是在明代，《明史·地理志》载："广东，《禹贡》扬州之域，及扬州徼外。"①广东之称为省，乃自清代始。《清史稿·地理志》载："广东，《禹贡》扬州之南裔。明置布政使司，治广州。清初因明制，定为省。"②

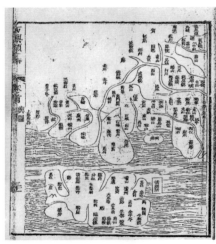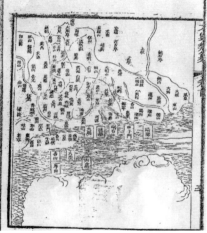

明清广东版图（载《方舆类纂》）

广东中医药的崛起首先是文化的兴起。明清交替之际，岭南文化在激烈的碰撞中逐渐走向成熟，成为中华文化富有生机和活力的一个地域文化，步入先进文化之行列。岭南文化兼容吐纳，其创立有赖于广东本土出现的一批走在时代前列的杰出人物，也离不开入粤人士的推波助澜，他们带动岭南文化教育走向繁荣。岭南学术之分，自新会陈献章、余姚王阳明

① 张廷玉等：《明史》卷四十五：志二十，中华书局，1974，第1133页。
② 赵尔巽等：《清史稿》卷七十二：志四十七，中华书局，1977，第2269页。

始。陈、王二人，一为粤籍本土大儒，一为入粤名士，两人开创学术新风[①]。清代屈大均《广东新语·学语》云："明兴，白沙氏起，以濂、洛之学为宗，于是东粤理学大昌。说者谓孔门以孟氏为见知，周先生则闻而知之者，程伯子周之见知，白沙则周之闻而知之者。孔孟之学在濂溪，而濂溪之学在白沙，非仅一邦之幸。其言是也。"[②]其中，白沙即指陈献章，后人谓"白沙之学"，乃岭南对宋元理学的传播，白沙之学不仅是广东一地之幸，更裨益于岭外。新会陈白沙的学说传增城湛若水。湛若水，名雨，字民泽，广东增城甘泉都人，学者称其为甘泉先生，弘治年间进士，曾任翰林院编修，历任南京礼部尚书、吏部尚书、兵部尚书，有《湛甘泉集》存世。湛若水的学术主张贵疑重思，学贵思疑，思则得之，思辨解疑。湛若水与大理学家王阳明交谊甚深，王阳明谓"晚得友于甘泉湛子而后吾之志益坚"，故后人又有"王湛之学"说。

广东乃海疆重地，清代中叶时局变化，广东为朝廷所重视。过去南选入粤京官级别只有五品，而当时清廷却多次委派一品大员任钦差大臣南下广东巡抚。如江苏阮元（乾隆年间进士，任两广总督）、河北张之洞（同治年间进士，任两广总督）、福建林则徐（嘉庆年间进士）等。许多著名大学者也随之来到广东，如江苏惠士奇（康熙年间进士，任广东学政）、四川李调元（乾隆年间进士，任广东学政）、浙江陈澧（道光年间举人）等。两广总督中著名者，前有阮元，后有张之洞。阮元在粤长达9年，编修《广东通志》，创办学海堂书院；张之洞执政广东5年，注重海防，兴办洋务实业，创办广雅书院。学政主管一省之教育及科举考试，清代广东学政惠士奇，以倡导经学为己任，粤人师从研习者不少，以知经术为先务，通晓经学人士逐渐增多，粤地文体为之一变，岭南名医何梦瑶、谢完卿皆惠士奇入室弟子。广东学政李调元两次入粤，著《南越笔记》（《粤东笔记》），卷五记述了佛山中成药广中抱龙丸："琥珀蜜蜡。琥珀来自云南者多血珀，来自洋船者多金珀。蜜蜡水珀，广人雕琢为器物，特工。余则

---

① 李小松、陈泽弘：《历代入粤名人》，广东人民出版社，1994，第18页。
② 屈大均：《广东新语》，中华书局，1985，第106页。

以作丸药之用。琥珀者，龙阳而虎阴，龙为魂而虎为魄，盖得松液之阴精，因己土而结者也。广中抱龙丸，为天下所贵，以其琥珀之真也。其以油煮蜜蜡为金珀，吸莞草易，但不香。"[1]

广东濒海，为我国货物贸易重要区域，有"金山珠海，天子南库"之称誉。清代屈大均《广东新语·货语》曰："东粤之货，其出于九郡者，曰广货。出于琼州者，曰琼货，亦曰十三行货。出于西南诸番者，曰洋货。在昔州全盛时，番舶衔尾而至，其大笼江，望之如蜃楼蜃岛。殊蛮穷岛之珍异，浪运风督，以凑郁江之步者，岁不下十余舶。豪商大贾，各以其土所宜，相贸得利不赀，故曰金山珠海，天子南库。"[2]广东通海得风气之先，西洋医学最先从广东传入。邱熺《引痘略》中记载的接种牛痘术敢为人先，陈定泰《医谈传真》、朱沛文《华洋脏象约纂》等均为近代著名中西汇通之作。发端于岭南之广东中医药学，在这一历史背景下崛起。据不完全统计，历代广东中医药文献约408部，其中晋至宋元41种占10.1%，明代24种占5.8%，清代230种占56.4%，民国初年113种占27.7%。历代岭南医家约953人，其中宋元以前30人占3.2%，明代44人占4.6%，清代429人占45%，民国初年450人占47.2%[3]。

上述数字表明，岭南医学源远流长，有文献可征者自晋代葛洪《肘后备急方》始，而晚近之300年医学文献最多。医学文献使前人宝贵医疗经验得以流传后世，一个地区中医药文献的数量，往往是该地区中医学术水平的检核标准；医学历史的发展少不了杰出医学家的活动，一个地区大量产生著名医学人物，同样也是该地区医学发展的重要标志。

2. 医学精进，流派争鸣

明代岭南中医药名家以儒学通医者居多，以"医抄"为特点。海南丘濬（1420—1495），字仲深，号琼山，琼州人氏，出身于医学世家，

---

① 李调元：《粤东笔记》，上海会文堂，1915，第4页。
② 屈大均：《广东新语》，中华书局，1985，第433页。
③ 沈英森主编《岭南中医》，广东人民出版社，2000，第11页。

其先祖为福建晋江医科训导。丘濬自幼习儒，景泰五年（1454年）中进士，官至礼部尚书、文渊阁大学士。濬儒而通医，著述颇丰，计有《本草格式》《重刊明堂经络前图》《重刊明堂经络后图》《群书钞方》等。其子丘敦、丘京亦为当世名医。丘濬74岁病卒于北京，谥号文庄，赐御葬于府城郡城西八里水头村五龙池之原，赐建专祠祀于乡。

丘濬著述之《群书钞方》，成书于明成化甲午年（1474年），丘濬序曰："仆偶读宋刘跂《暇日记》，见其所载避难止小儿哭法，因叹此法平世诚无所用之，不幸而遇祸乱，其全活婴孺之命当不可胜计。然单方不能以孤行，自是读诸家书遇有成方，辄手钞之，积久成帙，名曰《群书钞方》，借众方以行此一方，俾广传于久远耳。仆非知医者，其他方良否，用者自择焉。"[1]刘跂，宋人，撰北宋儿科名医钱仲阳之传，文人官员关心医学，裨益社会民众。官员留意医学，首先要有"心"，有其"位"，无其位医学固不能以自行，有其位而无其心者又不足言医学仁天下也。

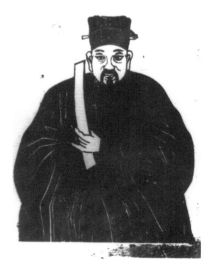

丘濬画像　　廣東文獻館藏　　丘濬像

粤东潮汕盛端明（1470—1550），字希道，号程斋，又号玉华山人，人称玉华子。盛氏家族原为饶平望族，其七世祖为海阳尹，后迁居海阳（今广东潮安），盛家传到端明已为第十四世。盛家世代均好医方，父亲凤仪是当地有名的医生，很多人前来求诊，不分贵贱，都施医赠药。盛端明为明弘治十五年（1502年）进士，亦通晓医理药石养生之术，以方术得到明世宗（嘉靖皇帝）宠幸，召为礼部右侍郎。晚年辞官回乡，寓居潮州府城，为民造福，施医赠药，兴修水利，倡筑潮州北门堤，以御洪水。又善于养生，年八十而神不衰。嘉靖二十九年（1550年）七月，盛端明病逝，卒年81岁，谥荣简。

明嘉靖癸巳年（1533年），盛端明在《程斋医抄撮要》序中说："予纂《医抄》一百四十卷，首以《内经·素问》《脉经》诸书为经，集历代名医所论著，分门为治法诸方。余三十年间，宦辙南北，所至携以自随，每遇有奇方、秘法，辄编入于各门，第简帙繁多，不能抄写。偶乡友滕子安氏一见，喜而欲寿诸梓以传，亦患力有弗及，遣其子太学生克诚来请，欲予撮其要者录之。"[1]从序言中可知，盛端明著《程斋医抄》，每遇有奇方、秘法，辄编入于各门，分为治法诸方，在抄到140卷时，苦于简帙繁多，适遇乡友滕子安氏，并请滕氏子克诚协助，撮其精华，成为《程斋医抄撮要》，原著内容以妇儿科为主。端明文章德业，均为世人推重，除《程斋医抄》外，还有《玉华子四卷》《程斋近稿》《知微录》《诗集类稿》《老子真诠》《邝须录》《四丁集》等（据笔者在潮州调研记录）。明代岭南医学的一个特点是文人抄写医学方书，以传播医学，即所谓"医抄"。撮要即把前人医学精华整理摘录抄写，也是一件不容易的学术研究工作。

王纶，字汝言，号节斋，浙江慈溪人，进士出身，明代流寓岭南官吏，历任广东参政、湖广右布政、广西左布政，对岭南炎方濒海、地卑土薄、潮湿炎热、多山岚瘴气的地理环境有着深刻的体会，著有《明医

---

① 盛端明：《程斋医抄撮要》，载郑金生主编《海外回归中医善本古籍丛书》第六册，人民卫生出版社，2003，第1页。

杂著》存世。其中"拟治岭南诸病瘴疾"①篇提到岭南山岚瘴疾最为多见，并阐述其防治特点。

王纶此篇多处提及"瘴疟""时疟""瘴雾""久疟"等名称，通篇论述亦以"瘴""疟"二字为要，因此可认为此为论岭南瘴疾之专篇，他在是书"续医论"篇中也明确指出："岭南多瘴，谓其得此气多，故亦多生此病。"王氏论述岭南瘴疾，充分地考虑了岭南气候及地理的特异性，于篇中展开阐述了"岭南气温""南方气升"等致病特点，并与北方的伤寒进行了比较。王纶认为岭南瘴疾临床表现多以寒热往来、胸满、痰涎壅塞、饮食不进为主。篇中说道："岭南气温，易出汗，故汗身而感受风寒之气者，证多类疟，重则寒热不退，轻则为疟。又南方气升，故岭南人得此病者，卒皆胸满，痰涎壅塞，饮食不进，与北方伤寒只伤表而里自和者不同，此治亦不同。"王纶认为瘴毒之气多从口鼻而入，故治当以清上焦、解内毒、行气降痰为法。他在是书"发热论"篇中指出，天地之疠气，当随时令参气运而施治，宜用刘河间辛凉甘苦寒之药，以清热解毒。"果为温病及瘟疫也，则用河间法"，提出"热病用河间"的治疗思想，是其创见之一，对后世温病学家影响颇大。

清代岭南中医药学开始学科分类。按照学科分类与人物地域分类相结合的方法，可以梳理出岭南医方学术流派、岭南生草药医家学术流派、伤寒学派岭南流派、温病学派岭南流派、岭南中医内科杂病学术流派、岭南中医骨伤科外科学术流派、岭南中医妇科学术流派、岭南中医儿科学术流派、岭南中医喉科眼科学术流派、岭南中医针灸学术流派。学术流派即名医群体，是他们创造性地解答了当时岭南地区临床各科防病治病、养生保健的新难题，经过漫长学术沉淀积累形成今天丰富多彩的理论学说，以及各种实用有效的诊疗技能。

岭南医方学术流派以葛洪、释继洪等为主要代表，它是指形成于晋

---

① 王纶：《明医杂著》，薛己注，人民卫生出版社，2007，第71–75页。

唐，发展于宋元，兴起于明清，以研究临证方剂应用为中心课题的一个医学流派。其代表作《肘后备急方》《岭南卫生方》《群书钞方》等已如前述。及至清代，岭南方书文献著述46种，其中著名者有南海何梦瑶的《医方全书》等，体现了岭南医家善于针对主证创立方剂、运用方剂，治病讲求实效，注重炎热潮湿气候对常见多发疾病的影响，以及注重对流行时病染疫急症与虫兽外伤诊疗救护方法应用研究的特点。近代谢观《中国医学源流论》有"医方学"的提法，谓"明清间人方书，不及前人之浩博"①。意指明清以前，医方学针对病症，理法方药俱全，故曰浩博，亦可视之为临证医学之范畴，有别于明清以后嬗变为按照功效分类的专门方剂著述。古人对"医方"极为看重，如北齐颜之推《颜氏家训·杂艺》曰："医方之事，取妙极难，不劝汝曹以自命也。微解药性，小小和合，居家得以救急，亦为胜事。皇甫谧、殷仲堪则其人也。"②《史记》云："医方诸食技术之人，焦神极能，为重糈（音xǔ，粮食）也。"

岭南生草药医家学术流派是指专门研究岭南地方草药、应用岭南地方草药防治各科病症的名医群体。南方草木繁盛，可为药用者不少，岭南医家在应用本地草药防治疾病中积累了丰富的经验，出现了一批专门应用生草药防治疾病的医家与研究岭南生草药的著述。早在东汉时期就有南海杨孚的《异物志》。及至清初，番禺何克谏著《生草药性备要》两卷，上卷收载草药七叶一枝花等161种，下卷收载草药独脚金等150种，合计311种，每种草药均注明药性及功效。是书总结了明代以前岭南医家运用草药防治疾病的经验，奠定了清代以后岭南草药学发展的基础，对岭南草药学术发展起到了承先启后的作用。其后清代中叶新会医家赵其光著《本草求原》，全书收载中草药共962种。中药部分，求原于刘（潜江）徐（灵胎）叶（天士）陈（修园）四家；草药部分则以何克谏《生草药性备要》为基础，予以阐述发挥。民国时期，南海萧步

---

① 谢观：《中国医学源流论》，福建科学技术出版社，2003，第63页。
② 颜之推：《颜氏家训》，岳麓书社，1999，第262页。

丹编纂《岭南采药录》。光绪《南海县志·艺文志》记载：萧步丹"居乡时遇村民有疾苦，辄踠躞山野间，采撷盈掬，归而煎成药液，或捣成薄贴，一经服用，即庆霍然"，因此萧步丹认为"是生草药性亦医者所不可轻视也"。民国二十一年（1932年）7月，他搜集两粤出产之岭南中草药480味，成书《岭南采药录》。东莞胡真，字莞瀹，毕业于两广师范，历任广东中医药专门学校学监、广东仁慈医院董事等职，胡氏对生草药研究多年，确知其治病有特殊效能，所谓"往往一二味，应验如神，令人不可思议"。民国三十一年（1942年），胡真著《山草药指南》，该书特点是按人体部位、临床病症对药物进行分类，把岭南草药分为头面部药、口舌部药、胃部药、跌打药、症疾药等65类，对指导草药的具体运用有一定帮助。赵思兢主编的《岭南草药志》，收载常用草药88种，1961年2月由上海科学技术出版社出版，其参考文献主要引述以上著述，体现了岭南生草药学术研究的一脉相承。

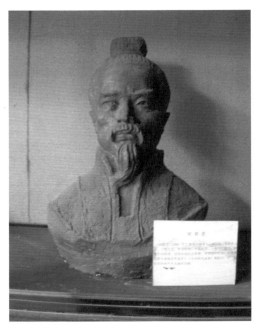

何克谏塑像

何克谏，名其言，号青萝道人，番禺沙湾人，著《生草药性备要》。沙湾何氏家族是广州地区的名门望族，其初祖何棠兄弟六人皆为宋代学士，其世祖何人鉴于南宋绍定六年（1233年）移居沙湾。何氏大宗祠即著名的"留耕堂"，始建于元世祖至元十二年（1275年），曾作为番禺历史博物馆，收藏有何克谏塑像。

伤寒学派岭南流派。苏任之《集思医案》序曰："清季之末，广州医林中，以专研经方著名者有四人焉，当时称为'四大金刚'，乃陈英畦、黎庇留、谭彤晖、易巨荪是也。"①伤寒学派岭南流派是明清伤寒三派研修仲景《伤寒论》的延续。错简重订派医家，删王叔和"辨脉第一、平脉第二、伤寒例第三、辨痓湿暍脉证第四"，重新编排《伤寒论》，把"辨太阳病脉证并治上第五"列于首，开门见山，方便阅读，如黎庇留的《伤寒论崇正编》。维护旧论派医家，重视对王叔和"伤寒例"的研读，如何梦瑶《伤寒论近言》首引王叔和序例，探讨岭南外感热病诊治；又如陈伯坛（字英畦）《读过伤寒论》固以叔和为定本，主张仿照治经学的章句法对伤寒条文采用"以经注经"方式，逐条逐句地并根据临证经验加以注释解读。辨证论治派医家认为，不必刻意追求王叔和"伤寒例"的错简与真伪，而应着重研究《伤寒论》的辨证论治规律，以伤寒六经钤百病。麦乃求的《伤寒法眼》采用"六经为纲，方证对应"；易巨荪的《集思医案》活用经方抢救危急重证；陈庆保的《伤寒类编》详论太阳中风、伤寒、湿温、热病、温病，融合伤寒、温病学说精华；卢觉愚的《卢氏实用伤寒论讲义》认为六经病是传染病全过程六种证候群，以新学理印证《伤寒论》经方古义。应该说伤寒辨证论治派的学术主张对现代学术流派影响最深。

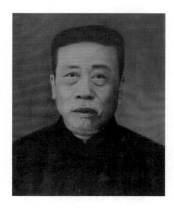

陈伯坛像

陈伯坛（1863—1938），原名文炜，字英畦，榜名伯坛，人称"陈大剂"，新会外海（今江门市郊外海街道）人，著《读过伤寒论》《读过金匮》，近代广东四大经方派名医之一，与顺德黎庇留、南海谭彤晖、鹤山易巨荪并称"四大金刚"。

---

① 苏任之：《集思医案·序》，载易巨荪《集思医案》，民国年间橘香书楼藏本。

温病学派岭南流派。岭南温病流派别树一帜，其特色有三。一是通过文献传承对江浙叶、薛、吴、王四大温病医家学说加以阐扬发挥，其代表有番禺潘名熊及其《叶案括要》。潘名熊从叶天士《临证指南医案》中，选其方之妙者、论之精者、用之有效者，仿李瀚《蒙求》体演为四言歌诀，并附以自己平日用叶氏医案方治验之病例。二是结合岭南地区气候炎热、潮湿的特点，主张以"伏气温病"理论诊治各种急性突发性的外感温热病，其代表有南海陈任枚、顺德刘赤选及其所编撰的《温病学讲义》，书中对自明清以来500年温病学发展历史做结论说："大抵学术之变迁沿革，必随自然之趋势，以适应环境所需要，乃足以创造学术，而卓然自成一家，医学何独不然？明清以迄今，研究温病学者日多，其方法亦日以精密，则此五百余年中，为温病最盛之时代，断然而无疑也。"①三是对近代各种烈性传染病做出贡献，清末民初出现了一批专门论治烈性传染病（以鼠疫为主）的医家及其学术著述，可称之"瘟疫流派"，以罗汝兰及其《鼠疫汇编》为代表。延至现代，岭南中医对温病的诠释是具有"传染性、发热性、感染性、流行性"特点的各种危重疑难疾病，代表者有广州郭梅峰、番禺黄省三、惠州刘仕昌、开平邓铁涛，以及彭胜权等一批岭南名医，他们在学术上尤其注重岭南温病湿热证治的研究，并有著述存世。

岭南中医内科杂病学术流派。中医"内科"之名，出自明代薛己的《内科摘要》；岭南中医"内科杂病"之名，最早见于民国南海陈汝来主编的广东中医药专门学校的《内科杂病学讲义》。岭南中医内科时间跨度较广，可分为清代与民国两个时段。

清代康乾年间，岭南出现了一批学识较为全面的医家，如刘渊、谢完卿、黄岩、何梦瑶、郭治等，他们的代表著作都是综合性医著，主要内容侧重于内科。刘渊、谢完卿、黄岩三人推崇明代著名医家张景岳的学说，临证善用温补方药；何梦瑶、郭治两人则有不同见解，与之展开

---

① 陈任枚、刘赤选：《温病学讲义》，广东中医药专门学校线装铅印本，1929，第21页。

学术争鸣。

岭南医家何独与张景岳发生联系？吴粤昌先生的《岭南医徵略》于张景岳条下云："清康熙五十二年癸巳（1713年），查廷璋于广州刊《景岳全书》本，则对粤省医学之影响甚大，有此关系故收录之。"[①]吴老先生认为《景岳全书》对粤省影响甚大，所见极是。据考，《景岳全书》是张景岳晚年著作，成书后景岳去世，原稿于康熙三十九年庚辰（1700年）由其外孙林日蔚带到广东，经广东布政使鲁超（号谦庵）主持刊行于世，这是《景岳全书》的始刊本，或称"鲁本"。十年后，即康熙四十九年庚寅（1710年），两广转运使贾棠因其流传不广，再刊流布，这就是贾棠本，简称"贾本"。又越三载，康熙五十二年癸巳（1713年），查礼南再次在广东锓版摹发，简称"查本"。从此，《景岳全书》得以大行于世。岭南医家也仿照其成书体例，著写了一批综合性内科医著，如刘渊的《医学纂要》、谢完卿的《会经阐义》、黄岩的《医学精要》。

刘渊，字圣泉，惠阳人，生活于康熙至乾隆年间，少年时曾习武便弓马，后弃武专攻医术，以医名南中国三十年。乾隆丁巳年（1737年），刘渊自惠州抵羊城，遇广东布政使王恕及随行官员徐惠。徐惠为官初至岭南，寒暑之疾一时作焉，病热几殆，精神恍惚，气怯胆惊，众医束手，刘渊亲为诊脉定方，药三服而病已愈，由是名声大振。乾隆四年（1739年），刘渊著《医学纂要》，广东布政使王恕方伯（方伯，为一方之长，明清时代用作布政使的习惯称呼）为之作序曰："其所诊治喜用温补峻厉之剂，始或怪而笑之，久未见其失一也。"《医学纂要》全书六卷，按《周易》乾卦卦辞"乾、元、亨、利、贞、吉"顺列，卷一乾集"心法灵机"为基础理论，卷二元集"风寒类"似为外感病，卷三亨集、卷四利集"灵机条辨"共列内科病症34个，卷五贞集"灵机条辨"为妇儿科，卷六吉集"汤方活法"，方剂分类按六阵排列。

---

① 吴粤昌：《岭南医徵略》，广州市卫生局、中华全国中医学会广州分会，1984，第41页。

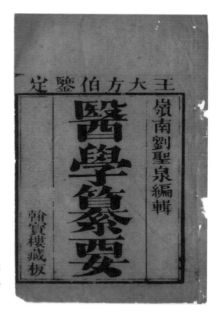

刘渊《医学纂要》书影
清同治十二年（1873年）佛山翰宝楼
刻本

　　谢完卿，名国宝，平远县人。自幼习儒，勤读经史子集，好写文章诗词，雍正丙午年（1726年）就试潮州，受知于大学士惠公士奇（惠士奇，字天牧，康熙进士，1724年督学广东）。谢完卿丁卯科试榜首，嗣以廪员恩选入贡，故属儒而通医者。谢氏生平察脉审证，先辨阴阳虚实，洞见脏腑症结，用药百无一爽，良医之名，远溢江阁。学术上宗张景岳为师，乾隆二十五年（1760年）著《会经阐义》21卷，约40万字，其族人谢宝馨序言曰："是岐黄之业得景岳而传，景岳之美业得先生而著。"是书仿《景岳全书》体例，卷一阴阳、经络、妇人，卷二脉法，卷三病机，卷四治要，卷五、卷六本草，卷七至卷十四内科杂病，共计病症59个，对每一病症首经义，次论证论脉，再论治，末附治验医案。卷十五妇科杂病症9个，卷十六至卷二十一是关于方剂的临床运用，分为补、积、攻、散、寒、热、固、因八阵，另还附有眼目方、耳病方、面鼻方、口舌方、齿牙方、咽喉方、诸毒方、杂方、妇人方等，共计有方剂1 541首，亦可谓岭南刊版方剂学之集大成者。

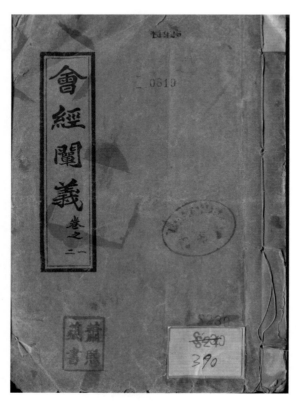

谢完卿《会经阐义》
书影
　　现存为民国十八年
（1929年）潮安太平马路
梁研轮承印铅印本。

　　黄岩，字耐庵，嘉应（今广东梅县）人，撰有《岭南荔支咏》
《花溪文集诗集》。又嗜岐黄书，凡《灵枢》、《素问》、金元医家
著述及薛己医案、《景岳全书》，无不精研，深得其秘旨，遂以医
名于世。嘉庆五年（1800年），黄岩著《医学精要》八卷。卷一药
物、诊断、脉理，卷二、卷三婴科幼科。书中引张景岳语："宁医十
男子，莫医一妇人，又曰宁医十妇人，莫医一小儿，甚言其难也。"
故卷编安排，始小儿，终妇人，使习医者始终知其难。卷四至卷七内
科杂病，卷八妇科、痘科。就书中内容篇幅来看，侧重面主要还在内
科，诊疗上重视八纲辨证。黄岩认为医道虽繁，可以一言蔽之，曰阴
阳而已。故证有阴阳，脉有阴阳，药有阴阳，至于阴中复有阳，阳中
复有阴，疑似之间，最宜确辨。重视阴阳表里寒热虚实八纲辨证，显

然是受《景岳全书》之启发。

如上所述，《景岳全书》清代三次在广东刊印，对粤省医学发展影响甚大，岭南由此出现了《医学纂要》《会经阐义》《医学精要》这样的大型综合性医书。张景岳属于易水学派或者说是温补学派的医家，他最初崇尚朱丹溪，后转而折服于张元素、李东垣益气补脾诸说，倡"阳非有余，阴常不足"论和肾命学说。所谓"天之大宝，只此一丸红日；人之大宝，只此一息真阳"，反映了他的学术思想。其临床代表方剂为左归丸、右归丸，他自制左归丸、右归丸以培两肾之元阴元阳；又制左归饮、右归饮，以疗命门之阴衰阳胜及阳衰阴胜者。但景岳学说的盛行，也使岭南出现了滥用温补辛热药物的偏向，由此引起学术上的争鸣。不敢苟同景岳学说，起而补偏救弊者，有何梦瑶与郭元峰。

何梦瑶在乾隆戊午年（1738年）为郭元峰的《脉如》写序言曰："予友郭子元峰，本邑名诸生，能医，尊刘（完素）朱（丹溪）与余议合……览其所为脉论，又尊信刘朱，与近日宗张景岳者明昧有别。吾欲取以为法，因以辞弁其首，曰热药之烈昆冈焚，神焦鬼烂无逃门。"[①]何梦瑶在这里指出，郭元峰所著的《脉如》，与近日宗张景岳者明昧有别。

乾隆十六年（1751年），何梦瑶著《医碥》，其自序曰："方今《景岳全书》盛行，桂附之烈，等于昆冈，子作焦头烂额客数矣，人咸谓子非医病，实医医。是书出，其时医之药石砭。碥当作砭。"[②]何梦瑶这段话说得很清楚，由于《景岳全书》的盛行，有的人滥用桂附，他写《医碥》这部书的目的，在于纠正这种偏向。"碥"，也可以当"砭"解释，即针砭时弊的意思。

---

① 郭元峰：《脉如》，道光丁亥年（1827年）刻本，第1页。
② 何梦瑶辑《医碥》，上海科学技术出版社，1982，第1页。

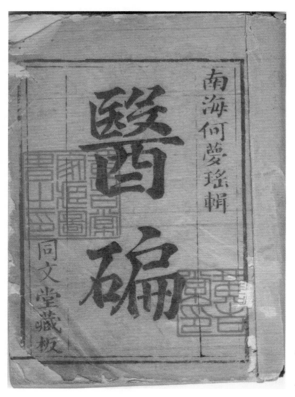

何梦瑶《医碥》书影
清乾隆十六年（1751
年）同文堂木刻本。

　　郭元峰，名治，元峰为其字，南海人，生活于清代康熙至乾隆年间。其父郭金水，乡邑名儒，精于医，求治者无虚日。元峰幼承庭训，习儒学医。及长，科试贡生，后以廪贡司铎粤西，官历武宣县及柳州、象州知州，卓有政声。后罢官归乡，悬壶济世，曾用熏蒸外治法治愈一例清远县水肿患者，名声大噪。乾隆十八年（1753年），郭元峰著《脉如》二卷。岭南名医何梦瑶见书后大为赞赏，为之作鉴定并写序言。由此可见，郭元峰与何梦瑶都是岭南尊信刘完素、朱丹溪养阴学说者，与刘渊、谢完卿、黄岩师承张景岳温补学说者不同。

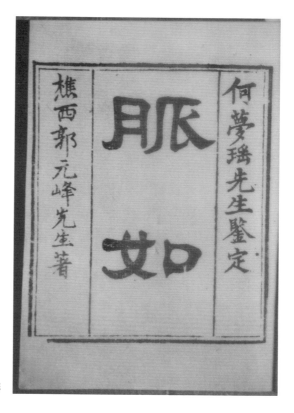

郭元峰《脉如》书影

民国年间南海陈汝来主编广东中医药专门学校《内科杂病学讲义》，通过编写教材命名内科杂病的名称，其蓝本虽仍以张仲景《金匮要略》为主，但采用分章编述、原文注解、参以己见的方式编撰，把《金匮要略》内科病分解为16章28个病症（实际上为46个内科病症），反映了民国时期中医内科临床教学的特点：以经典著作为根本，引述前人文献进行解读，结合教师临证诊治经验进行教学。民国时期岭南内科名家还有：①黄恩荣，字干南，广东三水人，宣统年间曾任民政部医官，著《洄溪医案唐人法》，南归广州，于广州市下九西路、汉民北路（今北京北路）分别开设黄干南药行，新中国成立后广州中医学院附属医院"摩腰膏"为其研制处方。②卢朋著，名雄飞，新会人，贡生出身，优秀中医理论家。先后为中医学校编写了8种教材，包括《医学通论讲义》《医学史讲义》《医学源流讲义》《医学常识讲义》《方剂学讲义》《药物学讲义》《本草学讲义》《法医学讲义》。除编写教材之外，尚有医著两本：《四圣心源提要》和《哮喘经验谈》。连同早年撰写的《算学讲义》和《算余心得初集》等，共计著述12种，现均见存。能够反映其内科临证经验者，乃1932年编撰之《四圣心源提要》，其学术渊源于清代山东名医黄元御的《四圣心源》。

岭南中医骨伤科外科学术流派。岭南骨伤科在人民群众中享有崇高威望，它以精确的理伤手法和独特的固定方法，以及行之有效的伤科用药著称于世。近代广东骨伤科名医大都武行出身，故武林与医林在历史上的联系确有渊源，清末民初省港澳佛骨伤科名医有何竹林、蔡忠、管镇乾、李才干、梁财信。

何竹林，字炳桑，一名厚德，南海九江乡人。何氏8岁起即随广州光孝寺一老和尚（属少林派）习武学医，17岁练就一身功夫，时体格魁梧，膂力过人。18岁外出离家，沿途卖药行医，由广州经南雄珠玑古道入江西，走湖北，访河南，抵北平，后出关外直至哈尔滨，返粤时途经山东、江苏等地，时历三年，行程二万里，学识视野大为开阔。21岁起在广州长寿路开设医馆，救治外伤患者无数，甚至被枪械贯通切裂之危重患者亦能治愈，故有"破腹穿肠能活命"美誉。何氏从事骨伤医疗60年，学术上重视身体素质基本功训练，认为强健的体魄是施行骨科手法的力量基础。其常用的外治手法有"牵导""屈伸""旋转""推挤"等，并善于运用物理力学原理。何氏家传验方秘方甚多，计有驳骨散、生肌膏、祛风散、消毒水、百灵膏等，其中"何竹林跌打风湿霜"临床上用于骨折脱位、软组织挫伤、腰腿劳损、风湿痹痛等症，疗效显著。何竹林主编有教材《中医骨伤科学讲义》。

蔡忠，又名高佬忠，原籍雷州半岛海康县，少年时师从戏班武师新锦（少林派嫡系洪熙官之曾徒孙）学艺，尽得其师武技医术奥妙，为新锦得意高足。新锦为躲避清廷缉捕（少林派弟子遭清廷忌），曾隐姓埋名逃往佛山琼花会馆避难，蔡忠随之，以少林武技传于梨园子弟，久而为清廷逻者侦知，再难立足，遂逃亡海外。蔡忠亦远涉南洋新加坡，创制跌打刀伤万花油。民国初年，蔡忠返回广州，在西关丛秀南设跌打骨科医馆，号名"普生园"，每日求诊者络绎不绝，为民初西关一带有名的骨科医生。蔡忠医术传孙子蔡荣，蔡荣为广东省名老中医、广州中医学院骨伤科教研室主任，他无私献出祖传的"跌打万花油"秘方，造福于广大民众。

管镇乾，字金墀，祖籍江苏武进，行伍出身，道光至咸丰年间在军队任军医二品衔，精于跌打刀伤。后流寓粤省大埔，同治年间寄居佛山开设医馆，故以占籍。儿子管炎威，号季耀，继承父亲医术，为广东近代著名的外伤科医师，曾任广东中医药专科学校外伤科主任、全国中医教材编委会委员，民国十八年（1929年）编撰《伤科学讲义》，是年夏全国医药团体联合会在上海召开中医学校教材编辑会议，席间诸委员对管氏所编《伤科学讲义》交口称赞，谓："各地此项人才，若凤毛麟角，纵有之，不能秉笔作讲义。而管氏讲义，节目如此其详，资料如此其富，议论如此其精，辞义如此其达，真可法传，亟望管氏书流播，全国奉圭臬，庶惠疮痍而教普及也。"①管氏家族后人管霈民、管铭生亦为近现代广东省名老中医。

李才干，字子桢，佛山人，少有膂力，善好技击，为人豪爽，尚义轻利，金山寺僧智明和尚嘉其诚朴侠义，故收之为徒弟，以跌打医术授之，学有真传，名声因而大噪。李才干于佛山平政桥沙涌坊开设跌打医馆，他原是城西石门苦力出身，故在佛镇交运工人中甚有基础，四乡凡到佛山求治跌打刀伤者，多被介绍至李才干医馆门下。李亦有求必应，遇贫苦者则赠医施药，富室人家亦不索酬金，任凭封给，故光绪《佛山忠义乡志》云，李才干"积业数十年曾无积累"。李才干卒年80，医术传于儿子李广海等，李广海又被后人赞誉为"佛山骨伤圣手"。

① 管炎威：《伤科学讲义》，广东中医药专科学校铅印本，1929，第2页。

梁财信，字玉山，南海澜石人，少负绝力，喜好武技，曾徒手与持利器匪徒搏斗取胜，后拜一潘姓者为师，习跌打刀伤之术。财信学而益精，能以手术治疗粉碎性、开放性骨折，再以麻线缝合创口，外敷以膏药，逾月遂能下地行走，光绪《广州府志·列传二十·方技》有记载。梁财信医术传儿子梁然光。梁然光，字桂长，号大川，亦擅长断伤续骨。孙子梁秉枢、梁秉端均世其业，后充广州府水陆提督军医。曾孙梁以庄、梁匡华民国年间任广东光汉中医专门学校教师，编著有《伤科学讲义》。民国以后，梁氏家族的后代多转向制药业，其祖铺自清嘉庆十年（1805年）至1956年公私合营时归入佛山中药厂，已经营150余年。

岭南中医妇科学术流派。岭南清代以前的妇科学文献虽然很少，但岭南人民代代生存，人口繁衍昌盛至今，妇儿科医生所做贡献很大。清代以后，岭南也出现了一批妇科学文献著述，在许多综合性医书里，妇科内容均占一定篇幅，如何梦瑶《医方全书》内，就有《妇科良方》一册；而专门的妇科著作以南海何守愚的《广嗣金丹》影响较大；著名妇科学医家有鹤山吕楚白、南海谢泽霖、澄海蔡仰高等。

何守愚，字芥园，南海人，辑著《广嗣金丹》二卷。其例言说："是书专言广嗣（嗣，后嗣，嗣续繁衍）之法，类分四门，曰种子、曰安胎、曰保产、曰福幼。各门中皆采昔贤格论及前人妙法、经验良方分类纂入，俾阅者一目了然，易于知所适从。"[1]各编内容，以汇辑前人文献为主，略加评述，起画龙点睛之作用。其汇辑文献，取材广博而又不失其精要，体现了何氏妇科学的理论水平及临床治疗经验。

吕楚白，名绍珩，鹤山人，临证治病，善于将地方草药与中药同用，诊治患者以妇儿科为主，对于经前发热、崩中漏下、月事不调、妊娠恶阻、赤白带下等妇科病有较深造诣。吕氏谓学医之道，其本在乎望闻问切以识病，其要在乎寒热虚实以处方，其中有至简至易之捷径，惟

---

[1] 何守愚：《广嗣金丹》，光绪二十二年（1896年）佛山天禄阁刻本，第1页。

在得其要旨矣。故其编撰之教材，多有"要旨"两字，如《幼科要旨讲义》《妇科要旨讲义》。

谢泽霖，南海人，民国八年（1919年）学课于广东医学实习馆，后在广州西关悬壶执业。编撰教材《妇科学讲义》二册，全书分为四大篇：第一篇经事门，言月经之生理及各月经病的病机病理、辨证论治。第二篇胎孕门，言妇人孕育成胎之原理机要，不孕症辨治，安胎大法，妊娠病辨治，半产小产防治。内容较多，共计5章51节课文。第三篇产子门，言临产将护，临产各症，产后病的预防处理及治疗。第四篇杂治门，言妇科杂病，包括带下病。

蔡仲高，澄海人，出身医学世家，幼承庭训，及长继承父业，行医60余年，潮汕一带乡亲无人不知晓。蔡氏擅长中医妇科，验方甚多，尤喜用潮汕地区野生草药，例如治崩漏之"补中固经汤"（猪母稔、紫珠草、朱大力、岗稔、祈艾绒、醋炒赤石脂各15克，升麻8克），就是由草药与中药组成，临床疗效颇佳。主要论著有《带下病论治》《妊娠脉法和妊娠病疗法》等。

岭南中医儿科学术流派。岭南儿科，素有优良传统，早在宋代，刘昉就著有《幼幼新书》，为我国儿科学之巨著，早已为医界所深悉。及至清代，陈复正及其《幼幼集成》，近代程康圃及其《儿科秘要》、杨鹤龄及其《儿科经验述要》，亦是名重一时的儿科医家医著。

陈复正，字飞霞，惠州府人，生活于清康乾年间，自幼于医家色脉之书颇尝究心。后出家罗浮山，师从一道士学习气功，兼读医书。嗣后又云游各地，借医药以济世，积累临床经验，于乾隆十五年（1750年）编撰成《幼幼集成》六卷。卷一论述小儿禀赋、诊法、初生儿疾病的防治；卷二至卷四分述小儿各种病症，包括外科疮疡；卷五、卷六为删订《万氏痘疹》的各种歌赋170余首，附方130则。《幼幼集成》收入《清史稿·艺文志》。

程康圃，名德恒，高明人。医学世家，祖传六代。程氏行医达半个世纪，直至晚年才著《儿科秘要》，又名《小儿科家传秘录》。是书确立了儿科八证即风热、急惊、慢惊、慢脾风、脾虚、疳证、燥火、咳嗽，以及治法六字即平肝、补脾、泻心的学说。

杨鹤龄，大埔人。杨氏亦出身于医学世家，祖父杨湘南，庠生出身，儒而通医，于医学素有心得。父亲杨继香，承先祖之学，在省城各善堂及广东育婴堂当官医。鹤龄自幼即随父研读医书，长即在堂帮同诊视，年仅17岁即考取前清官医。光绪三十三年（1907年），其父继香公殁，鹤龄年32岁，克绍箕裘，继任广州东山育婴堂内儿科医生6年。育婴堂内收养婴幼儿共分七栅，其中一栅住危重患者，鹤龄把握病机，细心诊治，任职期内，积累了丰富的儿科临床经验。民国初年育婴堂停办，杨氏乃于广州旧仓巷（现中山四路一内街）十七号设"杨吉祥堂"，悬壶50多年。因医术精湛，闻名遐迩，每日踵门求诊者甚多，着手成春者无算。晚年应学生邹复初之请，将50年之儿科经验加以整理，写成《儿科经验述要》一书。因其儿科学说与程氏既有共通之处，又各有千秋，二者关系相当密切，代表了近百年来广东儿科学的水平，故后人把程康圃、杨鹤龄合称为"程杨二氏"，其著述称为"岭南儿科双璧"。

岭南中医喉科眼科学术流派。自古岭表地区多湿热瘴气，疾病易于流行，易致喉疾眼病。岭南医家在诊疗中医五官科病症用药的过程中多与岭南的气候、岭南的中草药相结合，在学术上体现出鲜明的地域诊疗特色。现存岭南喉科、眼科著作及文献内容丰富，名家医术各有千秋。如《喉舌备要》，又名《喉舌备要秘旨》《喉科秘旨》《喉牙口舌各科秘旨》，不著撰人，由广东藩署刊刻出版，成书于清光绪五年（1879年）。全书分为喉部、口部、牙部三部分。喉部为全书主体，论述较详，包含"论喉痹症""喉症总论""辨喉症经络治法"三篇。其后有"喉科辨症"，以咽喉病症为主，还包括口、舌、牙齿诸病症，凡四十三种，具体论述各病症的病因、病机、证候、治法和方药。民国时期广州喉科名医有王俊民、杨梅宾等，名方有王氏喉科解毒汤、杨氏吹喉散方，方中多用咸竹蜂、千层纸、胖大海、土牛膝、土茯苓等岭南草药，疗效显著，求治者众。1929年，三水古昭典主编《喉科学讲义》，施教于广东中医药专门学校，使喉科成为一门专业学科。清代南海医家邓雄勋撰《眼科启明》二卷。邓雄勋，字捷卿，师从一僧人，学眼科针灸刀割之法。后遇亲友目疾，邓氏以师法试之，无不立效，后恐其法失传，特分条著述，并博采群书，取其妙术妙方，累成一书，即《眼科启明》。嘉应医家黄岩著《眼科纂要》八卷，成书于嘉庆年间，亦眼科名著，书中方药见于新中国成立之初广州中医学院主编的《中医眼科学》。

岭南中医针灸学术流派。清代以前岭南已有针灸文献存世，如琼台丘濬所著《重刻明堂经络前图》与《重刻明堂经络后图》。至清初，有新兴人叶广祚于康熙七年（1668年）编成《采艾编》，署名"茶山草木隐"；其后又有新兴人叶茶山于清康熙五十年（1711年）编成《采艾编翼》。民国时期岭南针灸著述增多，初步统计有陈主平的《中医刺灸术讲义》《刺灸术讲义》，梁湘岩的《针灸学讲义》，徐益年的《实用针灸学》，吴韵桐的《针灸纂要》，周仲房的《针灸学讲义》，曾天治的《针灸治验百零八种》《针灸医学大纲》《针灸学》《实用针灸医学》《科学针灸治疗学》《科学化针灸医学》《救人利己的妙法》，卢觉非的《中国针灸科学论》，李法陀的《针灸科讲义》，汕头针灸学研究社的《中国针灸治疗学讲义》等。针灸著述尤其是针灸学教材的增多及其通过教学的传播，使岭南针灸学术流派的逐渐形成有了条件与可能。如曾天治的《科学针灸治疗学》《针灸治验百零八种》等著述，是曾天治游学江苏，对近代澄江针灸学派在岭南地区的传承；而周仲房的《针灸学讲义》，作为广东中医药专门学校的教材，影响了新中国成立后广东省名老中医司徒铃等一批学者，可视为近代岭南本土针灸学术流派之开端。

（四）近现代岭南医药壮大昌盛

1. 中西汇通，自立求存

19世纪以来，西方医学从广东传入我国并得到迅速发展，形成中西医并存局面。

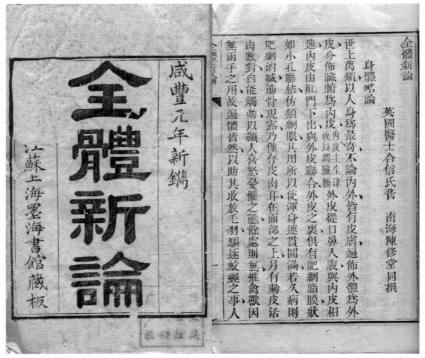

《全体新论》书影

英国人合信，粤人称合信氏，著《全体新论》。图为该书清咸丰元年（1851年）的木刻本，署名"英国医士合信氏著，南海陈修堂同撰"。合信还编撰了《博物新编》《西医略论》《内科新说》《妇婴新说》，连同《全体新论》，称为"合信氏西医书五种"，后人评述：合信所撰之西医五种，皆西学新说首先转为华言之书，是为近代译述西洋医学之起点。

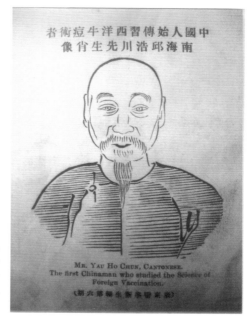

者術痘牛洋西習傳始人國中
像省生先川浩邱海南

MR. YAU HO CHUN, CANTONESE.
The first Chinaman who studied the Science of
Foreign Vaccination.

（朝六郡嶺生源卑醫案索）

邱熺画像

邱熺（1774—1851），字浩
川，南海人，他引进牛痘术，敢为
人先，著《引痘略》，牛痘术自此
传入中土。

近代中医在我国人民医疗卫生保健中仍然起着主要作用，占据着主导地位，是近代医学发展的主流。近代中医为求自存，与西洋欧美及东洋日本在华利益的代表者进行了不屈不挠的抗争，包括：成立中医药社团组织，如"医学求益社"（中医社团）、"南北经纪行"（中药行商）等；创办中医教育，如1924年创办的广东中医药专门学校（广州中医药大学前身）；建立医院，如1933年建立的广东中医院（现广东省中医院）；出版中医期刊、医学书籍，如《杏林医学月报》《医林一谔》等。1929年2月，国民政府中央卫生委员会通过废止旧医案引发全国风潮，为缓和矛盾，国民政府于1931年3月17日在南京成立了中央国医馆，广东中医药界派出陈任枚、管季耀、卢朋著、梁翰芬、梁湘岩、冯瑞鎏、谢香浦、潘茂林、卢宗强、陈道恒、方公溥等11人为代表，出席中央国医馆成立大会，表达维护中华文化、中医药学的信心与决心。这些前辈在极其艰难困苦的环境下走出了一条学术自立之路，其历史地位应予肯定。

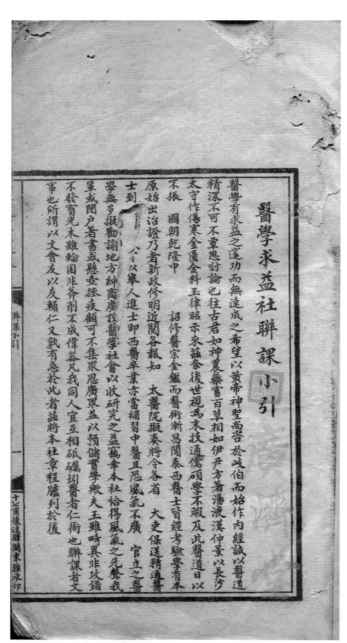

清光绪三十二年（1906年）广东成立中医社团组织"医学求益社"

　　南海名医罗熙如起草广州《医学求益社联课小引》："医学有求益之遵功，而无速成之希望。以黄帝神圣，尚咨于岐伯而始作《内经》，诚以医道精深，不可不覃思讨论也。"

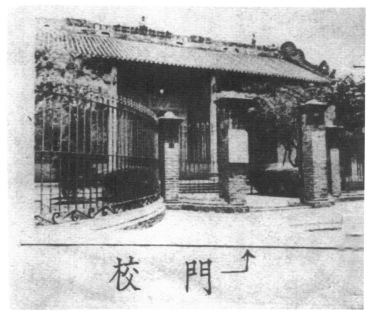

广东中医药专门学校校门

1924年，省港药材行与粤省著名中医人士共同创办了广东中医药专门学校（1924—1955），地址为现广东省中医院。

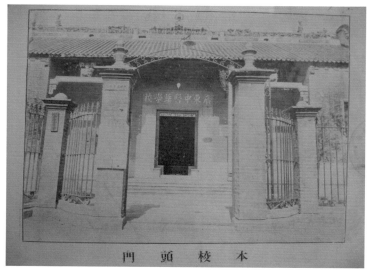

广东中医药专门学校头门

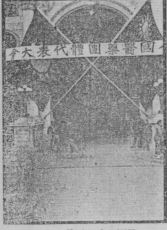

1929年（民国十八年）2月，南京国民政府第一届中央卫生委员会行政会议通过余云岫提出的《废止旧医，以扫除医事卫生之障碍案》，引发全国中医药界抗争

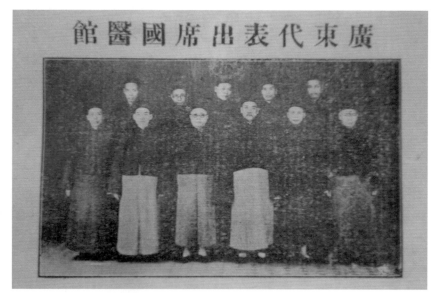

广东代表出席中央国医馆成立大会

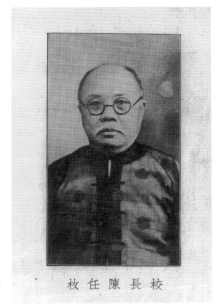

陈任枚像

陈任枚（1870—1945），南海狮山乡人，广东中医药专门学校继任校长，带领学校度过环境恶劣之秋，著《温病学讲义》。

2. 中西并重，为民服务

现代，是指1949年10月1日中华人民共和国成立之后的历史时期。1949年10月14日广州解放。新中国成立70多年来，岭南中医药事业呈现崭新局面。早在1950年5月，邓铁涛就在《广东中医药》杂志第二期发表了论文《新中国需要新中医》，以澄清主管卫生工作的某些同志对中医的模糊认识。新中国成立之初，中医往何处去？这一困扰中国近代社会几十年的重大历史课题，交给了以毛泽东同志为代表的中国共产党人来回答。1953年11月在一次政治局会议上，毛泽东同志高度评价了中医的历史贡献和对当代社会的价值，他指出：中国对世界上的大贡献，中医是一项，中医宝贵的经验必须加以继承和发扬，中西医一定要团结。1954年10月20日，《人民日报》发表《贯彻对待中医的正确政策》的社论。1954年10月，时任华南医学院（中山医学院）院长的柯麟同志传达党中央和毛主席对中医问题的指示：中医对中国人民有很大的功劳，中华民族有几千年的悠久历史，有六万万的人口，而能延续到今天不能不归功于中医。因此要坚决贯彻团结中西医的政策，积极发挥中医的力量和作用，组织对中医中药知识的学习和研究。

办法，准备人力物力，通过有关部门，即逐步进行。

贯彻对待中医的正确政策*

（一九五四年十月二十日）

我国医学有数千年的历史，有丰富的内容和宝贵的临床经验，在我国历代人民对疾病的斗争中发挥了巨大的作用。继承和发扬这份文化遗产，认真学习和研究它的学理和实践经验，用科学方法加以整理和总结，逐步提高它的学术水平和医疗水平，使它更有效地为人民服务，这是我国医学界的一项十分光荣的艰巨任务。做好这一工作，不仅大大有助于我国人民的保健医疗事业的发展和提高，而且能使世界医学的内容更加丰富起来。

中国共产党和人民政府向来是重视自己祖国的文化遗产的。党和人民政府对中医的政策向来是明确的。党一贯号召中、西医团结合作，在提高现代医学和医疗水平、更好地为人民服务的总目标下互助互勉，共同学习和研究祖国的医学遗产，使它不断地发扬光大，发挥更大的作用。可是几年以来，卫生行政领导部门一直没有认真执行党和人民政府的这一政策，没有切实贯彻团结中、西医的正确方针，固然在动员和组织中医参加卫生防疫工作、组织中医或中、西医联合诊所等方面做了一些工作，取得一些成绩，但这些工作并没有从根本上解决发挥中医的作用的问题，更没有在发动和组织中、西医共同研究和发扬祖国医学遗产、丰富现代医学内容方面采取有效的办法。卫生行政领导部门甚至往往违反党和人民政府的政策，对中医采取轻视、歧视和排斥的态度。采取种种限制的办法，这就打击了中医的工作积极性，助长了卫生工作干部和西医轻视中医中药的错误心理，严重地影响了中医业务的发展和提高。其它有关的工作部门和社会舆论方面对中医也重视不够，关心不够。这些错误必须加以纠正。

* 《人民日报》一九五四年十月二十日社论

· 35 ·

1954年10月20日，《人民日报》发表《贯彻对待中医的正确政策》的社论

中医医疗被纳入国家医政管理系统，至1955年底，广东省已经设立中医联合诊所927间，成为日后组建各级中医院的基础。如1952年陈一鸣（广东省名老中医）与刘竹林、张敏元等人在梅县珠条街组织的广东省第一间中医联合诊所，即现梅州市中医院前身；1955年黄俊伟（广东中医药专门学校第二届毕业生）等人在宝安县开办的中医联合诊所，即现深圳市中医院前身。

華南醫學院柯麟院長傳達中央關於
中醫政策的指示

各位首長、各位代表：

今天廣東省第一屆中藥代表會議及廣東省衛生工作者協會成立大會，在廣州隆重開幕了。我僅代表中華醫學會廣州分會，及華南醫學院全體教職工和學生向大會致以熱烈的祝賀！

省衛生廳邀請我在今天會議上作中醫政策的報告，我個人曾於一九五四年在北京參加了全國高等醫學教育會議，在這次會議上我有機會聽到了錢俊瑞部長傳達中央和毛主席對中醫問題的指示。這一指示是十分重要的，對我個人教育也是很大的。現在，我謹就個人在聽報告的記錄和自己的一些體會綜合起來，成為以下幾個問題，向各位傳達。如有不對之處，由我個人負責，並請各位予以指正。

"團結中醫"是黨和國家在衛生工作中的一項重要的政策。毛主席指示我們要"團結新老中西各部分醫藥衛生工作人員組成鞏固的統一戰線，為開展偉大的人民衛生工作而奮鬥"！我們衛生部門的任務就是要根據毛主席的指示，堅決貫徹團結中西醫的政策，積極發揮中醫的力量和作用，組織對中醫中藥知識的學習和研究。要十分珍視這一份民族文化遺產，吸收其中一切合理的有效用的部分，並加以改進和提高，藉以豐富現代醫學科學。正如毛主席所說："我們的中醫中藥經過研究整理之後，將是對全人類最大貢獻之一。"解放後幾年來，一方面我們國家的衛生部門在執行這項政策上已經作了很多工作，並取得了一定的成績，使中醫在醫療工作和愛國衛生運動各方面都發揮了作用。中西醫的團結合作也有所改進，中醫本身在政

·34·

1955年，中共广东省委、广东省人民政府积极贯彻中央指示精神

1955年11月24日，广东省卫生厅召开"广东省第一届中医卫协代表大会"，出席该次大会的人数为495人，计中医代表159人（其中76人同时代表卫协），卫协代表181人，特邀代表17人，另列席代表138人。华南医学院（中山医学院）院长柯麟同志在会上传达中央关于中医政策的指示。

1955年9月，广东省中医药研究委员会成立，后改名广东省中医药研究所，受广东省卫生厅领导，体现了国家对中医科学研究的支持。1956年9月1日，经中共中央、国务院批准，我国第一批四所中医学院首先在北京、上海、广州、成都创办，中医教育被正式纳入国家高等教育体系。1956年9月5日，广州中医学院开学，参加开学典礼的有广东省副省长陈汝棠，广东省人民委员会文教办公室主任娄光琦，广东省卫生厅厅长古鸿烈、副厅长李福海，广州市卫生局副局长姚碧澄，华南医学院院长柯麟、副院长梁伯强，广东省人民医院院长汪毅、副院长查树兰，著名中医黄省三、黎云卿等。中医带徒弟工作同时展开，1956年9月26日，广东省卫生厅发出《广东省中医带徒弟的办法（草稿）》，积极培养中医，壮大卫生队伍。

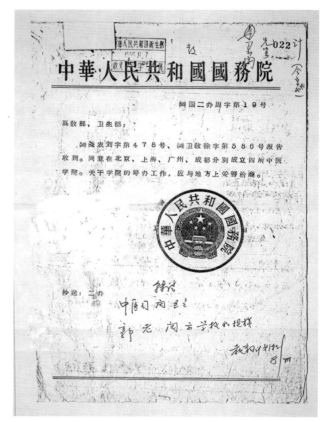

广州中医学院成
立的批文

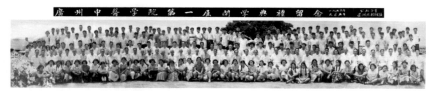

广州中医学院第一届开学典礼留念

从1955年至1976年，为了保证本土民众以中药为主进行防病治病，基本做到小病不出村、大病不出县，岭南中医的工作重点在农村基层。赤脚医生"一根银针、一把草药"解决广大农民病痛功不可没。从1958年开始，广州中医学院主编了全国15种教材，举办了三届两年制西学中高研班。1961年，邓铁涛、靳士英在解放军一五七医院开展脾胃学说研究，取得成果，一五七医院成为全军西医学习中医先进单位。1962年9月3日至7日，广东省人民政府召开"继承名老中医学术经验座谈会"，时任中共广东省委书记区梦觉同志主持会议，出席会议的有广东省内各地名老中医郭梅峰等72人，广州中医学院首届毕业生全体同学列席会议，广东省卫生厅党组书记何俊才同志在会上作《继承中医学术经验，发扬祖国医学遗产》的报告，将中医学院毕业生有计划地分配到有名老中医的地区工作，拜名老中医为师，继承他们的经验。这是广东现代中医史上首次拜师带徒大会。

1963年，卫生部召开全国医学科学研究工作会议，讨论了《全国医学科学技术发展十年规划（草案）》，确定广州中医学院承担13个研究项目。1971年又设立了18个广东省中医科学实验项目，并制定了5年规划，内容涉及"五二三"研究、止血、止痛、抗感染、骨折、烧伤、破伤风、蛇药、针麻、抗休克、急腹症、肝炎、痢疾、新药疗法治疗心脏病、慢性肾炎、溃疡病、聋哑、瘫痪、中草药分析提纯、三防、计划生育、感冒、支气管炎、祖国医药对肿瘤的诊断研究等。1978年全国科学大会上，广东省中医药获奖项目有10项；1979年广东省科学大会上，中医药获奖项目有53项。这些奖项是对1949年以来广东中医药科学技术成果的表彰总结。

1978年9月7日，邓小平同志批示："要为中医创造良好的发展与提高的物质条件。"9月24日，中共中央批准卫生部党组《关于认真贯彻党的中医政策，解决中医队伍后继乏人的问题的报告》，要求各级党委高度重视卫生部党组报告中提出的有关中医中药工作中存在的问题和建议，结合当地实际情况，认真加以研究，采取切实可行的措施，积极地有步骤地把这件大事办好。广东省贯彻中央文件精神的一项重要措施是，在1978年12月广东省中医工作会议上，授予刘赤选等67人"广东省名老中医"称号，并发给奖状和奖金100元；授予田森等6人"广东省特级药工"称号，并发给奖状；评选麦冠民等23人为广东省中西医结合工作积极分子，并发给奖状。1979年4月，广州卫生局召开广州市中医工作会议，由广州市人民政府授予陈敬昭等51人"广州市名老中医"称号，陈家润等24人"广州市优秀老药工"称号，张志强等24人"广州市中西医结合工作积极分子"称号。1985年11月16日至18日，广东省人民政府在广州珠岛宾馆举行了广东省振兴中医大会。中共广东省委、广东省政府领导同志谢非、王屏山等及各市、地、州的领导同志，各卫生局、各中医院部分负责人，省著名老中医代表、省直有关部门及香港中医界代表共200多人出席了大会。1989年11月27日，广东省人民政府批准设立广东省中医药管理局，1990年1月对外办公。张孝娟、彭炜、徐庆锋同志先后任局长。中医药管理局为卫生厅管理的主管中医药事业的行政机构。2000年3月21日，广东省政府办公厅以粤府办〔2000〕34号通知印发《广东省中医药局职能配置、内设机构和人员编制规定》，将广东省中医药管理局改名为广东省中医药局。1995年10月4日至6日，广东省第二次振兴中医工作会议在广州举行。2001年7月17日至18日，广东省发展中医工作会议在广州召开。2006年1月5日，在中医抗击"非典"取得成功经验、胡锦涛总书记视察广东的背景下，广东省建设中医药强省大会召开，会期一天半。至2016年，广东人对中医药的关注与需求度在全国排名第一，65岁以上老人及3岁内幼儿的中医药健康管理率近四成，几乎全省各地的基层医疗卫生机构都可提供中医药服务，广东省级财政拟投入2亿元，用于中医基础设施、人才、健康促进工程等八大项目。

进入21世纪后，广东中医医疗教学科研水平已进入国家前列，广东省中医院被誉为"中医航母"，广州中医药大学于2017年入选首批国家"双一流"学科建设高校，科技部从2005年开始在"973"计划（国家重点基础研究发展计划）中设立中医理论基础研究专项，广东省的邓铁涛、许能贵先后任首席科学家。2009年邓铁涛入选首届国医大师，2013年褟国维入选第二届国医大师，2017年周岱翰入选第三届国医大师，2022年林毅入选第四届国医大师。2017年刘茂才、邱健行、林毅、欧阳惠卿入选首届全国名中医，2022年张忠德、罗颂平入选第二届全国名中医。岭南中医中药在改革开放后取得重大成果，广东逐渐从中医药大省发展成为中医药强省。这其中党的领导是关键，中国共产党五代领导人都支持中医中药，毛泽东、邓小平同志的重要指示已如前述，江泽民总书记题词"弘扬民族优秀文化，振兴中医中药事业"，胡锦涛总书记在党的十七大上提出"扶持中医药和民族医药事业发展"等方针政策，并首次写入党的全国代表大会报告。习近平总书记在2015年12月祝贺中国中医科学院成立60周年的信中强调"中医药学是中国古代科学的瑰宝，也是打开中华文明宝库的钥匙"。这些是岭南中医中药现代发展壮大最根本的基础。前人有"当代写志，隔代写史"的说法，因此本书现代部分只是"写志"记事而不述。笔者相信岭南文化读本系列丛书收录《岭南中医中药》，是延续党的十八大报告提出的"建设优秀传统文化传承体系，弘扬中华优秀传统文化"的体现，与当前"文化自信""理论自信"的方向目标是一致的。正是中医中药等优秀传统文化，改变了岭南既往渺无人烟、瘴疫流行、不宜人居的状况，使岭南成为今日创业者的向往之地，如粤港澳大湾区的城市和遍布全省各地的乡村智慧小镇。

二、岭南名医名方

（一）南粤先贤葛洪

1. 终老罗浮，占籍岭南

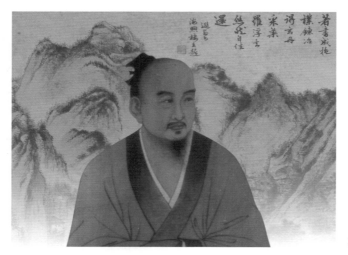

葛洪

罗浮山又名东樵山，乃南粤群山之祖，向有神仙洞府之称，相传秦安期生曾在此山服食九节菖蒲羽化升天，至晋葛洪隐居于此而闻名于世。

葛洪，字稚川，号抱朴子，晋代著名的医药学家、道教理论家、炼丹家。生于晋武帝太康四年（283年），卒于363年，丹阳句容（今属江苏省句容市）人，占籍岭南，两度入粤，长期生活并终老于罗浮山。

据《晋书·葛洪传》等文献记载，葛洪出身于江南士族家庭。祖父葛系为三国吴大鸿胪，父葛悌为晋邵陵太守。葛洪13岁时，父悌去世，家道中落，饥寒困瘁，勤学不辍，年16，已广览众书，自正经诸史百家之言，下至短杂文章，近万卷，遂以儒学知名，尤喜神仙导养之法。其叔祖葛玄，吴时曾学道于方士左慈，号"葛仙公"，授道术于弟子郑隐，葛洪又师从郑隐，尽得真传。

西晋太安二年（303年），葛洪出任兵都尉，因平息张昌、石冰起义有功，迁伏波将军。晋惠帝光熙元年（306年），葛洪故友嵇含被封为广州刺史，嵇含任命葛洪为参军，遣其去广州，不料嵇含未就职而被害，葛洪滞留粤地。于是拜南海太守鲍靓为师，隐居罗浮山修道，兼习医术。鲍靓深重葛洪才学，将女儿鲍姑许配葛洪为妻。这是葛洪第一次入粤，前后约8年时间。

建兴四年（316年），葛洪携妻归故里，在茅山抱朴峰下筑庵修道炼丹。东晋开国，念其旧功，赐爵关内侯。葛洪后来又有多次升迁机会，但皆固辞不就，而上表称闻交趾（今越南）产丹砂，请求出任勾漏县令。《晋书·葛洪传》载，东晋成帝咸和二年（327年），葛洪南行至广州，为刺史邓岳所留，隐居罗浮山，在朱明洞前建南庵，炼丹修道，采药医病，著书讲学，从学者日众。晋成帝咸康三年（337年）此庵名葛洪南庵，唐代改称葛仙祠，宋哲宗元祐三年（1088年）诏赐额改为冲虚观。为了纪念葛洪，后人于冲虚古观内设"葛仙宝殿"，立葛洪与鲍姑像，供拜祭瞻仰。

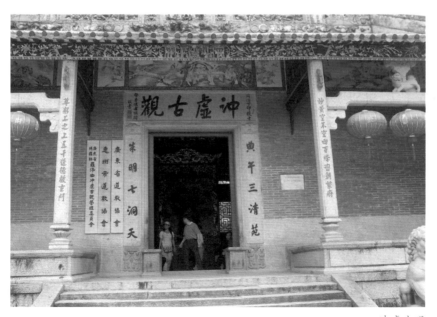

冲虚古观

罗浮山现仍存有传说中的当年葛洪采药炼丹遗址，如"稚川丹灶"原名"葛洪丹灶"，宋代苏东坡题，但年深日久，"丹灶"两字失传，清乾隆二十四年（1759年）由广东督学使者仁和吴鸿补书。又如"洗药池"，相传为葛洪夫妇当年洗药之处，清代邱逢甲题词曰"仙人洗药池，时闻药香发。洗药仙人去不还，古池冷浸梅花月"。其词今刻于罗浮山洗药池石壁上。

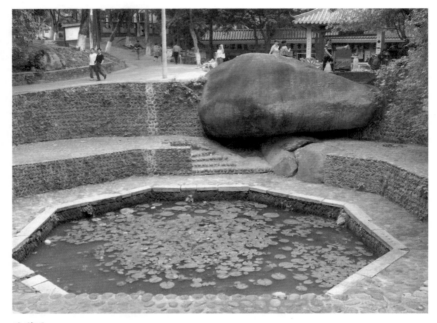

洗药池

2. 南粤先贤，开拓岭南

葛洪两度来岭南，在广东前后两次共度过18年，最后终老于罗浮山，并在此完成了《抱朴子》等著作。其现存的两部著作《肘后备急方》和《抱朴子》，集中反映了葛洪的医学成就和养生思想。

葛洪在与岭南民间广泛、深入的接触中，深感疾病的发生和传播多是因为缺少医者、医术不彰，而又无简易的自疗方法，患者只好坐以待毙。葛洪本来已著成100卷的大型医学著作《玉函方》，但又觉得此书篇幅太大，应用不便，于是他因应当时岭南经济文化尚很落后的状况，在已有100卷的《玉函方》基础上，摘其主要内容，编撰成《肘后备急方》3卷，简称《肘后方》。"肘后"指可随身携带于臂肘之后，即随身常备之意，"备急"则指此书多用于急救之病症，这与现代之"急救手册"具有同等的含义，是葛洪将中医学理论与岭南医药特色相结合之作。

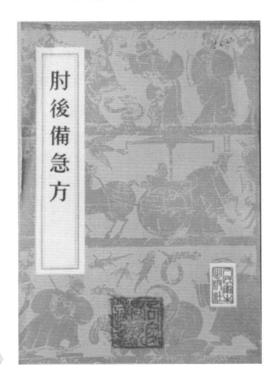

《肘后备急方》

  《肘后备急方》所述各科病症百余种，是岭南临床各科病症诊治的首次记录，岭南中医病症诊治学术渊源于此。如对当时严重危害人民健康的多种急、慢性传染病的关注和救治，尤其是对疟疾、恙虫病、结核、麻风、天花、狂犬病等岭南地区常见多发传染病的认识与防治，达到较高的水平。其中对天花的描述是世界最早的，对恙虫病的认识也是世界最早的。

　　疟疾是当时岭南地区常见多发疾病，葛洪《肘后备急方·治寒热诸疟方第十六》专门论述了疟疾的治疗方法，文中记载以常山、青蒿治疗疟疾。这两种药物现在仍是祖国医学治疗疟疾的主药。值得一提的是《肘后备急方》用青蒿治疗疟疾的方法，对后人从青蒿中提取青蒿素有重要启发。我国医药科学家屠呦呦就是从《肘后备急方》治寒热诸疟方"青蒿一握，以水二升渍，绞取汁，尽服之"的记载中获得重要信息：青蒿素只有在冷提取时，才有最大的抗疟效价。于是改热提取为冷提取，才掌控了青蒿高而稳定的抗疟效价，研制出抗疟新药——青蒿素。可见葛洪在长期临床实践中总结出来的用药经验，仍具有重要的研究和开发价值。

　　倡导针灸救治急症，是葛洪《肘后备急方》的特色之一，其中又以灸法尤显突出。葛洪认为针法不易为常人所掌握，而灸法则操作简便而安全可靠，且岭南多野艾，人人可做。其妻鲍姑也长于施灸，是我国历史上唯一的著名女灸师，广州三元宫存有"鲍姑艾灸穴位图"。当年鲍姑曾在此采药行医，以红脚艾灸治赘疣。后人为纪念她修了鲍姑殿、鲍姑亭和鲍姑井，井旁有"虬龙古井"石碑。

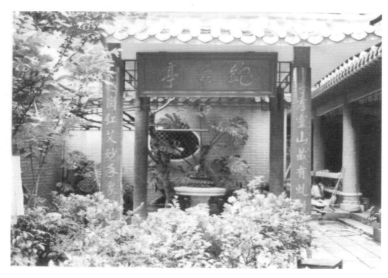

鲍姑亭

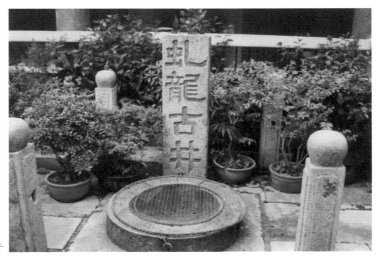

虬龙古井

    葛洪的另一著作《抱朴子》在道教中占有重要地位。此书分内篇与外篇。葛洪认为身体有病尚不能除，怎么能求得长生呢？平时养身却病离不开草木之药，可先服草木以救亏缺；若要成仙，则需服金丹以定无穷。长生之理，尽于此矣。

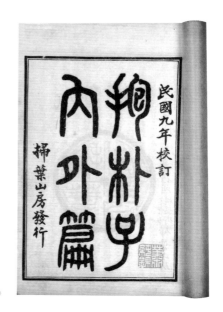

《抱朴子》

葛洪对医学科学的巨大贡献赢得了世人的尊崇。国际著名科技史专家英国的李约瑟博士称他为"最伟大的博物学家和炼金术士"。他驻留过的冲虚观等罗浮胜迹和广州三元宫被列入各级文物保护单位。2006年，广东省罗浮山风景名胜区管委会、广东新南方青蒿科技有限公司在当年葛洪采药炼丹池旁立"纪念医药大家葛洪"碑，并把《肘后备急方》中"青蒿一握，以水二升渍，绞取汁，尽服之"原文勒石，以表褒扬。2007年，葛洪被南粤先贤馆入馆先贤评选委员会评为第一批入馆的南粤先贤。

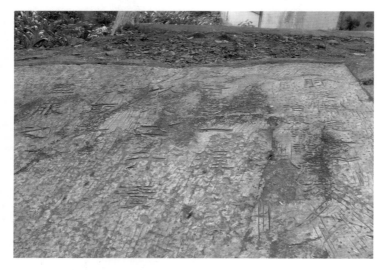

治疟方
石刻

（二）南海明珠何梦瑶

1. 南海明珠，博学多通

何梦瑶，字报之，号西池，晚年自号研农，南海云津堡（今佛山市南海区西樵镇崇北社区沙村）人。据道光《南海县志》载，他生于清康熙三十一年（1692年），卒于乾隆二十九年（1764年），享年72岁。

何梦瑶自幼聪颖，10岁能文，13岁工诗，即应童子试。及长，博学多通，不仅对文史、音律、算术、历法等有研究，而且于医学颇感兴趣，日喜诵岐黄家言。何梦瑶29岁时，遇长州天牧惠公（惠士奇，康熙进士）督学广东，于羊城九耀官署（今广州教育路南方戏院）检考郡邑诸生。惠士奇倡导经学，粤人师从研习者众，何氏为"入室弟子，亲受业焉"，与南海劳考兴，顺德吴世忠、罗天尺、苏珥、陈世和、陈海六及番禺吴秋等一时并起，有"惠门八子"之称。雍正甲辰年（1724年），大学士惠士奇再督粤学，何梦瑶文名籍甚，考举优行，特免何梦瑶检试，且云"何生文行并优，吾所素悉"，并赞誉何梦瑶为"南海明珠"。

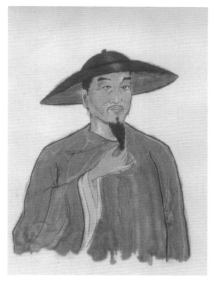

何梦瑶

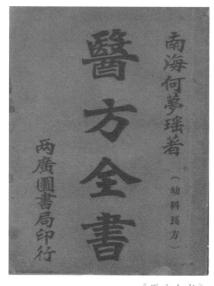

《医方全书》

雍正己酉（1729年）科试，选拔策询水利，何梦瑶以医喻，深得赏识，拔贡旋领。第二年科试联捷，荣登进士榜，时年38岁。官历广西义宁、阳朔、岑溪、思恩县宰，奉天辽阳州牧。何梦瑶为官造福一方，据道光《南海县志》卷三十九《列传八·何梦瑶》载：他治狱明慎，革除宿弊，六任州县，刁悍敛迹，有神君之称；他博学多通，任岑溪县宰时修撰地方志书，又创办书院义学，师生脩脯膏火田自何氏始；他关心民众疾苦，思恩县发生瘟疫，即立方救疗，多所存活；他为官清廉，两袖清风，不名一钱，归而悬壶自给。

乾隆庚午年（1750年），何梦瑶自辽阳弃官归，即担任广州粤秀书院、越华书院和肇庆端溪书院讲席。他热心教育，留意医学，学生众多，分布范围甚广，医术影响深远。

何梦瑶认为："文以载道，医虽小道，亦道也，则医书亦载道之车也。"他传世之作颇丰，著述有《医碥》《人子须知》《三科辑要》《伤寒论近言》《追痨仙方》《神效脚气方》《皇极经世易知》《算迪》《庚和录》《菊芳园诗钞》《岑溪县志》《医方全书》等。

2. 医中碥石，粤东国手

何梦瑶医学上推崇河间、丹溪之说，但于寒温攻补无所偏倚，其代表作《医碥》则以金坛王肯堂《证治准绳》为蓝本。何梦瑶对中医基础理论、外感热病与传染病、内科杂病、妇科儿科、方剂药物等均有很深造诣。两广图书馆主人为其著作《医方全书》作序曰："何公报之为粤东医界古今第一国手，其所著医书，悉根据南方之地势、南人之体质，调剂与北方不同，立方与北带亦异，故南带之人民效用其方法无不百发百中，服其剂无不奏效如神。"

岭南地卑土薄，气候炎热，春夏淫雨，秋冬无雪。何梦瑶仔细观察研究热带、亚热带地理气候条件下人体病变的发生与传变规律，认为：伤寒当分为直中寒证、传经热证两种，四时皆可发生；岭南地区，火热为病广泛。

何梦瑶善内科疑难杂病诊治。他指出，脚气病乃肝脾肾病，起于足十趾，因地之蒸湿毒气，足先受之，久而不瘥，渐至四肢腹背头项。他以风引汤方治脚气痹挛、风毒攻注、腰脚疼痛，以牛膝汤方治脚气手足缓弱、腰膝痹痛、上热下冷，或心闷，或呕逆，是对晋唐以来岭南医家诊治脚气病经验的总结与发扬。他还论述痨瘵五脏所传诸证，治法方药如：天竺黄饮子，服时忌一切毒物，如治久卧床，枕此药，先看十指毛色，如藕白者可治，紫黑色者难治；桃仁散，有护心功效，须先服之护心。另外青蒿饮治痨疾，柴胡散补虚劳，鳖甲煎补虚劳、治劳热、止损止嗽等，为近代医家治疗肺痨病提供了参考资料。

何梦瑶基于岭南土薄地卑、气候潮湿、濒海炎热、人多湿病的特点，对冒雨卧湿、岚瘴熏蒸之外感湿病和脾虚而致之内伤湿病做了精湛的论述。他将湿分为外湿与内湿，湿病病机归纳为气血流通阻滞，致病轻者为痹为痿，重者逆入攻心，则昏迷沉重。湿邪侵犯部位相当广泛，上下中外，无处不到：在上则头重、胸满呕吐，在中则脘腹胀痞塞，在下则足胫胕肿，在外则身肿重、骨节痛。治疗上何氏强调合理运用理脾祛湿之法治疗各种湿病。

何梦瑶自拟柴常汤治疗岭南地区瘴疟，用之甚效。柴常汤组成为小柴胡汤去半夏加常山、草果、槟榔、青皮、厚朴、何首乌。

何氏治久痢用鸦胆丸，他所描述的久痢似今之阿米巴痢疾，在岭南比较多见。鸦胆丸的制作："鸦胆（去壳，槌去皮）一钱，文蛤（醋炒）、枯矾、川连（炒）各三分，糊丸，朱砂为衣。或鸦胆霜、黄丹各一钱，加木香二分，亦可乌梅肉丸，朱砂为衣。二方俱丸绿豆大，粥皮或盐梅皮或圆眼干肉或芭蕉子肉包吞十一二丸，立止。"

何梦瑶对岭南医学文化所作的贡献是巨大的，广东人民为纪念这位杰出的医学家，在鸟瞰广州市的越秀山镇海楼广州历史博物馆内，以及广州中医药大学广东省中医药博物馆内，都尊放着他的肖像及《医碥》木刻本，供后人瞻仰。何梦瑶作为一颗璀璨的明珠，永远在南海边绽放着耀眼的光芒，指引着后来者。

（三）西关伤科何竹林

1. 城西何氏，世传伤科

何竹林（1882—1972），原名锦燊，字炳，广东南海九江人，我国近代十大骨伤科流派之一的岭南骨伤科的创始人，岭南西关伤科的代表

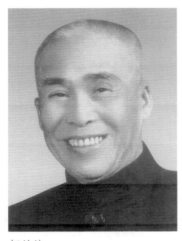

何竹林

性医家。

何竹林出生于医学世家，祖辈精于伤科，有粤海跌打王、西关华佗之称。父亲何良显酷爱武术，同治年间在粤悬壶，精武技及伤科医术。何竹林为何良显第七子，自幼秉承庭训，4岁开始识字，后随族叔入私塾，读《弟子规》《朱柏庐治家格言》《三字经》……6岁即于课余侍诊父亲左右，学习《药性赋》《素问》《汤头歌诀》等医学典籍，敦敏好学，能过目成诵。8岁起即随广州光孝寺少林派觉云禅师习武学医，并改名"竹林"。后又随武林高手番禺胡贤拳师学技，随同乡进士桂南屏先生习文。年方17岁即生得体格魁梧，气力过人。他夜间习武，白昼行医，对于伤科诸证，能望而知之，立方遣药，多能如愿获效。光绪二十七年（1901年），何竹林与师兄结伴，辞家北上，由广州经南雄珠玑古道入江西，走湖北，访河南，抵北平，出关外直至哈尔滨，返粤时途经山东、江苏等地，游学三年，行程逾两万里。一路上行医卖药，积攒盘缠，同时拜访名师同道，增长见闻，为通武精医打下了基础。

2. 破腹穿肠能活命

1904年，何竹林在广州长寿路开设医馆，行医逾半个世纪，救治伤科患者无数。1919年，陈公哲等人决议在广州设立广东精武分会，敦聘何竹林为伤科顾问及教练。何竹林悉心治疗各类运动损伤，甚得会员信赖，在广东中医界和群众中享有崇高的声望，有"破腹穿肠能活命"美誉。1924年10月10日，广州各界参加"双十节"的游行队伍路经太平南路时，被广州商团叛乱军当场打死20多人，打伤多人。其中一位市民被流弹所伤，子弹斜穿切破腹壁，肠管膨出外露。何竹林用银花甘草水外洗患部，把肠管推回腹腔，用丝线缝合伤口，外敷生肌膏而使伤者成功获救。该市民康复后，感激涕零，特制牌匾送给他："破腹穿肠能活命。"

　　1935年，何竹林与区觉民、陈伯和等同道在长寿路西关赠医所成立粤海伤科联谊会，该会以经验交流、排解纷争为主旨。该所由何竹林、管季耀、管霈民、梁敦娴（蔡荣母亲）、黄汉荣（黄耀燊父亲）、霍耀池、杨鹤亭等一批西关正骨医生轮流坐诊，为贫苦病者赠医施药，疗效深受普罗大众称颂。其时，珠江三角洲地区及港澳骨伤重症患者多从水路慕名而来，时人联云："丹药炼成医国手，青囊常抱活人心。"抗日战争时期，何竹林和药厂代表赠送数批"何竹林跌打丸"给抗战部队，当时新闻有《粤海跌打王，赠药援抗战》之报道。日机轰炸广州，大批市民死伤，时任广州市长寿区救护队队长的何竹林在自己的医馆设救护队部，自备药品，率救护队员日夜抢救，救活了许多危重伤员。

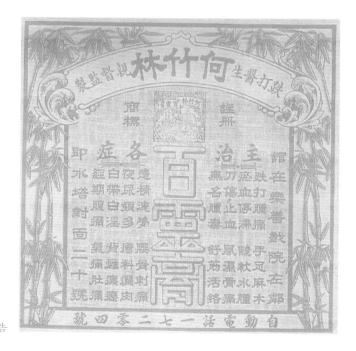

何竹林行医广告

新中国成立后，何竹林曾任广东省中医院骨伤科主任、广州中医学院筹备委员会委员等职，主编了《中医骨伤科学讲义》及《中医伤科学》，为我国现代中医骨伤科的创建与发展做出了重大的贡献，为中医高等院校培养了众多的骨伤科骨干。

其治疗骨伤的手法、医方、用药独具特色。如骨伤科临床以三期辨证立法处方：

骨一方：红花、桃仁、当归各6克，赤芍、钩藤、泽兰各10克，骨碎补、生地黄、天花粉各15克，乳香3克。可活血祛瘀、消肿定痛，主治骨折初期瘀血阻滞、经脉不通。

骨二方：当归、续断、赤芍、自然铜（先煎）各10克，熟地黄、骨碎补、五加皮各15克，土鳖虫6克，千斤拔30克。可养血和营、接骨续筋，主治筋骨折断的中期或后期以及骨科杂症。

骨三方：党参、黄芪、熟地黄、茯苓、狗脊、怀牛膝各15克，当归、补骨脂、续断各10克，桑寄生、千斤拔各30克。可益气养血、调补肝肾、强壮筋骨，主治骨折修复缓慢、老年骨折及损伤后期各种虚证，以形体虚弱、筋肉萎缩、肢体乏力、关节不利为施治要点。

又如何氏伤科通脉散，研制于20世纪20年代，曾作为广东精武体育会常备急救药品，主要用于伤后瘀血阻滞、血行不畅所致诸痛。该药散在伤科七厘散的基础上加三七、延胡索、五灵脂、当归等药，使其药效能走能守，止痛之力更为确切持久；加入琥珀、天麻、熊胆、郁金等宁心安神、息风解痉之药，使神安痛宁以利稳定伤情。该药沿用至今，现改为胶囊制剂。

又有跌打风湿药酒，功效为活血祛瘀、消肿定痛、祛风除湿、舒筋活络。1982年，何竹林长子何应华及其兄弟将跌打风湿药酒秘方贡献出来，由广州中医学院、白云山制药厂合作，共同整理研究，保留其药的有效成分，改制成何竹林跌打风湿霜，临床疗效显著，1984年7月获广州市科学技术协会科技成果奖。

何竹林的6个儿子、2个女儿、3个儿媳妇均以中医骨伤为业。其助手岑泽波教授，为广东省中医院原院长，他整理了何竹林的学术经验；长子何应华主任医师及其门人李主江编撰了《何竹林正骨医粹》，对何竹林这位岭南骨伤名医进行了系统的研究。

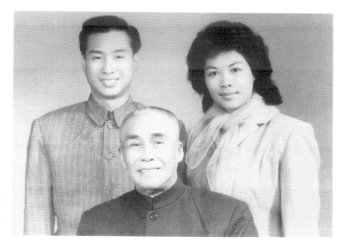

何竹林及其长子何应华、长媳潘少卿

（四）粤东女科蔡仰高

1. 粤东蔡氏，女科世家

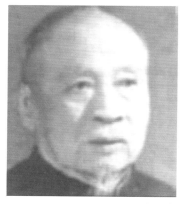

蔡仰高（1891—1984），广东澄海人，粤东蔡氏妇科"宁静斋"的传人，广东省名老中医。

粤东蔡氏妇科，又称大娘巾妇科世家，乃汕头市澄海区程洋冈中医世家。从明代开始即在澄海程洋冈业医，至清代康熙年间，形成卫生馆和宁静斋两系，各有家传秘本传世，内容大同而各有偏胜。蔡氏妇科鼻祖蔡敏斋，自明代

蔡仰高

弘治年间开始业医。公祖蔡肇仞（字九敏），继承祖业，专于妇科，医术精湛。蔡俊心，蔡肇仞后代，继承医业，著有《蔡氏家传中医妇科难症》医籍12卷，并遵古法制成宁坤丸、补血丸等，多年来一直在蔡氏妇科医馆使用。这些妇科药丸畅销不衰，疗效卓著，海内外求者如潮。近百年间，蔡氏悬壶执医遍及汕头、潮州等市及海外东南亚各地，深受当地民众拥戴。宁静斋传人蔡仰高、蔡纯臣是蔡氏妇科第十三代传人。蔡仰高之女蔡佩云、蔡纯臣之女蔡妙珊亦承祖业，擅长妇科。

蔡仰高，清光绪辛卯年（1891年）生于澄海程洋冈村，幼蒙庭训，秉承家学，随胞兄蔡献猷坐堂侍诊，1927年业成后赴汕头市执业行医。1956年7月，蔡老应邀参加在北京召开的全国中西医技术经验交流会，将祖传13代妇科秘方献给国家，受到周恩来总理的亲切接见。1958年汕头市先后成立中医医院、中医药研究委员会，他任医院副院长、委员会主任委员，以及中华中医学会汕头分会副主任委员。1962年、1978年两次获"广东省名老中医"称号，其事迹载入《中医人物辞典》。

2. 德高声著，术不自密

蔡老从医60载，德高术精，善疗多种疑难病，尤著声于妇科，悬壶期间海内外求诊者络绎不绝。他对潮汕地区野生草药钻研有素，总结出运用地方生草药治疗咳嗽、肾炎水肿、带下、月经过多等病的经验，临证喜中药、草药相合使用，自拟验方甚多，例如治崩漏之补中固经汤，就是由草药与中药组成，临床疗效颇佳，被选辑入1977年版的《中华人民共和国药典》："紫珠草一两，猪母稔五钱，绿升麻二钱半，赤石脂五钱，岗稔根五钱，牛大力五钱，祈艾三钱。"治疗月经不调、先兆流产、产后恶露不绝、崩漏等，一般服药3~6剂即可见效，最多者为9剂。

蔡老治学严谨，学通古今，著述甚丰，对女科脉学多有发挥。他关心下一代中医的成长，晚年不顾年老及工作繁忙，坚持总结一生临床所得，结合多年带徒学习中医基础理论的经验，亲自写出《带下病论治》《妊娠脉法和妊娠病疗法》《中医脉诊经验》三书供后学参考。

（1）《带下病论治》

对于带下病的病因，书中引《素问》《诸病源候论》及刘完素、薛立斋、汪石山、傅青主、王孟英各家论述，结合临床总结为脾虚肝郁、痰湿、湿热下注，或房事不节、肾气亏损，或下元虚冷、精气不固，以致冲任损伤、带脉失约。

关于带下病的治疗方法，书中认为，除掌握秘验方外，应辨证治之。属于湿热带下者，用《医宗金鉴》之清白散或张锡纯的清带汤。属于痰湿带下者，用加味二陈汤（加味为白术、苍术、升麻、柴胡、益智、生姜），或《济生方》之导痰汤（二陈加制天南星、枳实）。属于虚寒带下者，用《沈氏尊生方》之元戎六合汤（四物加附桂），或家传白带丸，或用自拟固肾丸，或家传白带散。属于虚热带下者，用《傅青主女科》之易黄汤。

家传白带丸：西洋参、远志、广木香、枸杞子、煅牡蛎各30克，茯苓、炙黄芪、醋炒祈艾、炒黑杜仲各72克，土炒白术、白芍、香附、柴胡、续断、防风、菟丝子、陈皮各54克，熟地黄132克，当归120克，炙甘草、炒黑荆芥各45克，怀山药84克，炒阿胶珠、煅禹余粮、煅阳起石、党参、白蔹、金樱子肉各60克，麦冬、椿皮、鸡冠花、川木瓜、升麻、煅龙骨各36克，北鹿茸15克。上药用米酒湿透，蒸一夜后晒干，研为细末，炼蜜为小丸如绿豆大。每次9克，每日服3次，饭汤或开水送下。一般总量服至180～300克。

固肾丸：金樱根、金钟根、五指毛桃各15克，白饭草30克。共研细末，每次6克，每日服3次。

家传白带散：煅阳起石135克，煅禹余粮、煅龙骨、煅牡蛎、茯苓、怀山药各60克，芡实、莲子肉、金樱壳、扁豆花、白槿花（又名佛桑花）、正石莲、石斛各45克，车前子50克。共研细末，每次6克，每日服3次。

（2）《妊娠脉法和妊娠病疗法》

关于妊娠脉象，书中以正常脉象定妊娠者有11种之多，以异常脉象定妊娠者有6种之多，以脉证合参定妊娠者有10种之多，均引用历代名医经验和理论做了全面综合。书中认为妊娠有病而无病脉，或身无病而寸脉滑疾有力者多为3个月内孕脉。脉见尺部滑疾较为有力，稍重按之不散者多为4～5个月孕脉。对于妊娠常见症，书中以妊娠腹痛为胞阻，以妊娠小便不通为转胞，另附习惯性流产及死胎，各列历史名方供后学选用，方皆平顺通达，易于推广使用。

（3）《中医脉诊经验》

详见《粤东蔡氏女科世家》，王福强、蔡友清、冼建春主编，广东科技出版社2016年出版。

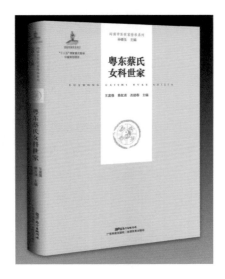

《粤东蔡氏女科世家》

（五）滋肾育胎罗元恺

1. 广府罗氏，妇科世家

罗元恺（1914—1995），字世弘，广东南海人，现代著名中医学家，岭南罗氏妇科的代表性医家。

罗元恺出生于广府中医妇科世家，其父罗棣华是晚清儒生，以儒通医，悬壶于佛山南海西樵山，继而到广州设医馆，擅长温病及妇科病治疗。罗氏幼承庭训，诵读方书，随父侍诊，立志以医为业。1930年考入广东中医药专门学校，在校期间与同学成立了克明医学会，并主编《克明医刊》。在中医药界的抗争救亡运动中，该刊物成为宣传中医药学术、反映中医药界呼声、揭露国民政府行径、报道事态进展的重要媒介之一。1935年，罗元恺以第一名的成绩在广东中医药专门学校毕业，并留任学校附属医院广东中医院住院医师，同

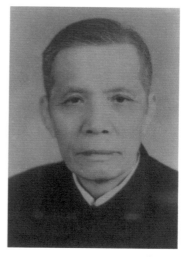

罗元恺

时兼任该校《金匮要略》课程教师。罗元恺毕业前，已考取广州市中医师执照，开始其医学生涯。1949年就任广东中医药专门学校校长，1951年兼广东中医院院长，其后兼任广东省中医进修学校副校长。1956年参与筹办广州中医学院，1977年成为国内第一位中医教授。1979—1982年任广州中医学院副院长，主管教学和研究生工作，并兼任国务院学位评定委员会第一届学科评议组成员，是中医学首批博士研究生导师。1983年由卫生部任命为广州中医学院顾问。1995年2月逝世，享年81岁。

罗元恺治学严谨，笔耕不辍，著有《罗元恺医著选》《罗元恺论医集》《罗元恺女科述要》等，并对张景岳的妇科专著《妇人规》进行了点注，还主编有《实用中医妇科学》，全国高等医药院校统编教材《中医儿科学》第一、第二版和《中医妇科学》第五版，以及"高等中医院校教学参考丛书"中的《中医妇科学》。

罗元恺以传播和振兴中医药为己任，善于因材施教，桃李遍布海内外。他作为新中国成立后的第一代中医妇科学术带头人，30多年勤恳耕耘，立业树人，以自身的成就带动了学科的建设和发展。他培养和造就了第二、第三代学科带头人，并培育了一批硕士、博士。1991年被遴选

为全国首批老中医药专家学术经验继承工作的导师，其学术继承人张玉珍、罗颂平在1994年结业出师，建立了岭南罗氏妇科流派传承工作室，并在广东、青海、香港和北美地区设立了10个传承工作站。第四代传人有朱玲、曾诚、赵颖、廖慧慧等，还有后备传人郜洁、曹蕾、曾蕾等。他的学术成就和医术在东南亚、欧美地区有较大的影响。曾出席第二、第三届亚细安中医药学术大会，赴泰国、新加坡及我国香港、澳门等地讲学与诊病，在国内外颇有声望。他的生平和成就已被载入英国剑桥《世界名人录》和美国《国际名人辞典》。

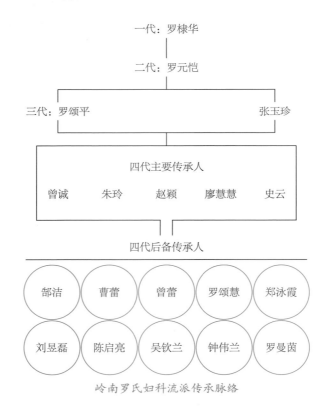

岭南罗氏妇科流派传承脉络

2. 滋肾育胎，送子观音

罗元恺从事中医医疗、教学60年，擅长内、妇、儿科，尤精于妇科。1962年和1978年均被评为"广东省名老中医"，是我国首批享受国务院政府特殊津贴的中医专家。罗元恺在学术上受陈自明《妇人良方》、张介宾《妇人规》和傅山《傅青主女科》等名家医著的影响，注重脾肾和气血，调理冲任，还融合了岭南温病学派养阴保津的学术观点，形成自己的学术风格。他提出了"肾-天癸-冲任-子宫轴"学说，以此构建中医妇科调经、助孕、安胎的基本思路；对月经不调、崩漏、闭经、痛经、滑胎、不孕、更年期综合征、子宫内膜异位症、子宫肌瘤等有丰富的治疗经验；创制了补肾安胎的滋肾育胎丸和活血止痛的田七痛经胶囊，曾获1983年卫生部科技成果乙等奖、1986年广州市科委成果三等奖；指导研究生完成的课题"月经周期的调节及其与月相的关系"获1987年国家中医药管理局科技进步乙等奖，"免疫性自然流产与免疫性不孕的中医治疗"获1997年广东省科技进步二等奖。

罗氏深谙调经种子之道，有"送子观音"的美誉。他认为肾主先天、脾主后天，二者共为精气血之本，故与生殖有关的虚证，多责诸脾肾。他根据阴阳相配的原则，创制滋肾育胎丸、促排卵汤，指导拟定健脾补肾并重以治疗免疫应答低下之反复流产的"助孕3号方"（菟丝子、桑寄生、续断、黄芪、党参、白术、何首乌、女贞子等），并进行了临床与实验研究。

滋肾育胎丸：菟丝子200克，党参150克，吉林人参10克，熟地黄150克，川续断150克，白术60克，阿胶30克，鹿角霜90克，杜仲100克，枸杞子60克，巴戟天60克，制何首乌150克，艾叶30克，春砂仁30克，桑寄生150克。可补肾健脾安胎，治疗胎漏、胎动不安和滑胎。

促排卵汤：菟丝子20克，制巴戟天15克，淫羊藿10克，当归10克，党参20克，炙甘草6克，熟附子6克（先煎），熟地黄15克，枸杞子20克。可补肾养血，治疗月经病虚证、不孕症。

（六）仁心仁术邓铁涛

1. 一代名医，仁心仁术

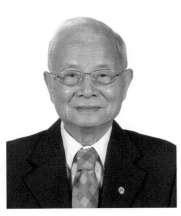

邓铁涛

邓铁涛（1916—2019），原名锡才，广东开平人。广州中医药大学终身教授，首届国医大师，现代杰出的中医战略家、思想家、教育家、临床学家，首批国家级非物质文化遗产项目中医诊法代表性传承人。曾获得国家科技进步二等奖和"南粤杰出教师""973首席科学家"等称号。2019年1月10日，邓铁涛在广州安然仙逝。遗嘱："我能留给儿孙最大的遗产为仁心仁术，全心全意为人民服务……"

1916年11月6日，邓铁涛出生于一个中医家庭。祖父邓耀潮，在广州天福堂药材行从事中药业。父亲邓梦觉，年轻时到香港追随名师学医，受业于番禺名医陈庆宝，伤寒、温病兼通，为近代岭南地区有名的中医临床学家。邓铁涛自幼受家庭医学熏陶，有志于继承父业。他于1932年考入广东中医药专门学校，1937年毕业，1938年正式从事中医医疗。抗战期间，曾任东江纵队地下交通员。抗战胜利后，他应聘回母校广东中医药专门学校任教，1956年起在广州中医学院工作，1962年、1978年广东省人民政府两次授予他"广东省名老中医"称号，1990年起享受国务院颁发的政府特殊津贴。曾任广州中医学院副院长、广州中医药大学邓铁涛研究所所长、中国中医药学会终身理事、国家重点基础研究发展计划（973计划）首席科学家、全国继承老中医药专家学术经验指导老师。获香港浸会大学名誉博士学位以及广东省南粤杰出教师特等奖、国家中医药抗非典特殊贡献奖等荣誉。2019年9月被追授"全国中医药杰出贡献奖";2019年10月获颁"庆祝中华人民共和国成立70周年纪念章";2021年七一前夕,被中共中央追授"全国优秀共产党员"称号。

2. 大医精诚,服务群众

邓铁涛矢志岐黄80年,创立五脏相关学说,诠释痰瘀相关理论,临证擅长诊治重症肌无力及冠心病等疑难重大疾病。他创新师承教育模式,开启岭南医学研究先河,仁心仁术恫瘝在抱,为中医事业振兴发展建言献策,全心全意为人民服务。

对于冠心病的防治,邓铁涛认为冠心病是本虚标实之证。由于心阳心阴俱虚,引起气血失畅,气虚生痰,血滞成瘀。痰是瘀的初级阶段,瘀是痰的进一步发展,化瘀首先要除痰,因此益气除痰活血是防治冠心病的重要原则。邓铁涛以"温胆加参汤"加味诊治冠心病,疗效良好,广东省中医院心脏中心已将其作为常规用药。邓铁涛关于心血管疾病本虚标实、气虚痰浊、调脾护心的理论,已成为今天冠心病冠状动脉搭桥围手术期中医药防治研究指南,并通过114例冠状动脉搭桥围手术期患者的临床研究得到证实。

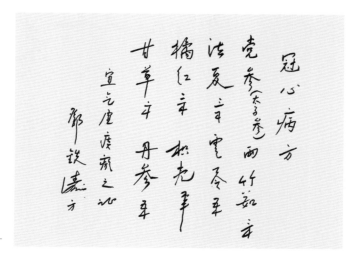

邓铁涛处方

重症肌无力的治疗为当今世界性难题，而其危象的抢救则是难中之最。邓铁涛使用强肌健力饮或强肌健力口服液或强肌健力胶囊抢救重症肌无力危象患者，全部成功，无一例死亡，解决了重症肌无力危象抢救中难以避免的临床死亡难题，吸引了来自世界各地的患者到广州诊治。对重症肌无力的治疗由他的徒弟刘友章、刘小斌、邓中光、邱仕君继承发扬，形成医院品牌专科。

2003年初"非典"疫情在广东发生，随后逐渐扩散至全国多个地区。面对突发的疫情，邓铁涛从战略高度认为中医药应该及早介入防治工作，并亲自指导一线医师用药，实行中医的辨证治疗与预防，结果取得较好的效果。

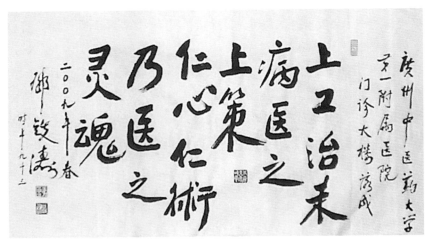

邓铁涛题词

邓铁涛为人治病，宗旨是"服务群众""恫瘝在抱"。就是说把患者的病痛看作是自己的病痛，处处全心全意为患者着想。邓铁涛认为，仁心仁术是未来医学的最高精神境界。他会诊抢救危重患者时，总是把解决医疗费用过高问题作为意见之一，评判疗效时总是倾听患者及家属的意见。2003年4月17日，广州中医药大学第一附属医院一对来自湖南安乡的夫妇闯入禁止探视的重症监护室（ICU），直奔患重症肌无力危象的12岁儿子小林的病床，拔下了呼吸机套管和氧气管。此前，他们在某大医院已气管切开1个月不能闭合，后变卖仅有的房产筹得1万元，带着气管套管南下求医。1万元很快告罄，父母绝望了，执意放弃抢救。孩子呼吸困难，脸色发紫，神志模糊，命悬一线。邓铁涛得知后，即到监护室探望。翻开患儿被褥，见他奄奄一息，干瘦如柴，弯缩如虾。邓铁涛说，小孩瘦成这样（当时体重17千克，正常应为32千克），单靠药物如何能起作用？说完，拿出准备好的5 000元给ICU室护士长："到营养室买鼻饲食物，要保证每天所需要的能量，有胃气才有生机。"又对ICU室主任说："重上呼吸机，费用我先垫！"在场无人不为之感动。邓铁涛又免费给患儿提供中药"强肌健力口服液"，增加饮食量，不拘泥于儿科会诊时规定的17千克孩子液体量一天不能超过800毫升的意见。4月28日，患儿终于脱离呼吸机，孩子父母一见邓铁涛，双双下跪，用最朴质的方式向他致谢。5月19日患儿已能吞咽饮食，23日拔除胃管，解除鼻饲。六一儿童节时，他已能高高兴兴地参加广州一日游。邓铁涛还为孩子筹集了两万元住院费。6月9日，患儿出院，随父母回到湖南老家。广州名医治好小林的消息轰动远近乡村。小林至今健在并已参加工作。

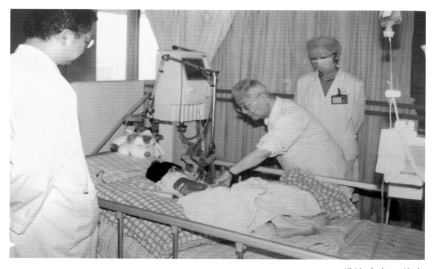

邓铁涛在工作中

"一代名医，高风亮节。"这是广州中医药大学第一附属医院重症监护室对邓铁涛的评价。医务人员从邓铁涛身上看到了什么叫"大医精诚"，懂得了什么叫"医乃仁术"。他仁爱宽厚，对待病患，感同身受，悉心救治，有古代大医之风；他探讨岐黄学术之精髓，为一代中医大师。

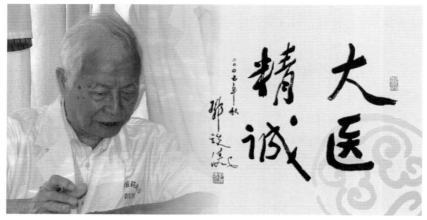

邓铁涛题"大医精诚"

（七）大儒名医梁剑波

1. 端州梁氏，杂病世家

梁剑波（1920—2003），广东省肇庆市人，祖籍新会，著名思想家梁启超是其祖辈。广州中医学院教授，中医"岭南派"创始人之一，《世界名人录》医学精英入选专家。1978年被广东省政府授予"广东省名老中医"称号；1991年获国务院颁发的政府特殊津贴，并被人事部、卫生部、国家中医药管理局确定为继承老中医药专家学术经验指导老师；1994年获"白求恩式先进工作者"称号。2000年6月，香港医学院授予其"医学荣誉博士衔"；2007年，以梁氏祖传凉茶研制出的剑波凉茶和祛湿茶秘方及专用术语被列为"国家级非物质文化遗代表作"。

梁剑波1920年9月12日出生于广东肇庆下瑶南安里，三代业医，家学渊源，使他从小就耳濡目染岐黄医道。1942年，22岁的梁剑波考取了由高要县中医师公会颁发的开业证书，开始了悬壶济世的生涯。50年代初他于中山医学院进修西医，后又就学于广州中医学院师资班。他兼收并蓄，学贯中西，且勤于实践、精益求精，曾任肇庆中医院院长、广州中医药大学兼职教授、肇庆市副市长、肇庆市政协副主席。梁氏随其父学

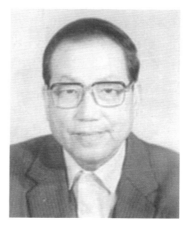

梁剑波

医前后，曾在中药店当药材工人达7年之久，所以，他对中药品种质量性能的识别和药材的合理加工炮制及贮藏等技术均了如指掌。他教学授课时，对学生学习中医，均能教导有方，诲人不倦，深为门下学生所爱戴。他以自己的成长经历，总结出先认药、后学医的教学带徒经验。出于其师门的学生，均能为群众解除疾苦，成为工作单位的技术骨干。

梁剑波从小就在私塾中接受传统文化的熏陶，精通琴棋书画，这也为其稍长之后学习岐黄之术奠定了相当稳固的古汉语知识。作为岭南不可多得的一代奇才，梁剑波在诗、书、画及金石领域均有很高造诣。他是中国书法家协会第一批会员、广东作家协会会员、中华诗词学会广东分会常务理事、中国美术家协会会员、安徽黄山画院国画山水系顾问，曾任广东中医书画社社长一职，是岭南著名的儒医，先后有《梁剑波散文集》《梁剑波诗词选》《梁剑波书画金石选集》等问世，受到业内外高度评价。《南方日报》为此专门载文《诗书金石称三绝，更钦声价重医林》。

2. 岭南儒医，善治痼疾

梁剑波行医近60载，临床经验丰富，学识渊博，勤于实践，对内、

外、妇、儿、五官各科皆可驾轻就熟，擅长治疗伤寒、温病、虚证和急证，尤其对郁证、血证、中风、癫痫、癌症等病研究颇深。其治病多见奇效，立起沉疴，故海内外求医者络绎不绝。他素以仁爱为怀，遇家境贫寒的患者，常动恻隐之心，每每解囊相助，赠医施药。时人称，端州四乡民众很少有不知梁剑波的，其在当地深孚众望，可略见一斑。

业诊之余，为弘扬中医学术、振兴中医事业，梁剑波长年笔耕不辍，先后共出版《医述》《医学津梁》《公众诊所》《儿科百例》《妇科菁萃》《临症指南》等20部中医学专著，其中多部重印多次，在医学期刊上累计发表论文60多篇。此外，他还曾每周为《羊城晚报》《广州日报》《南方农村报》《西江日报》《端州报》《肇庆荧声报》同时开写6个专栏，以推动中医科普事业的发展。1985年，他主持《羊城晚报·公众诊所》专栏60多期，阐述中医治疗经验，收到全国各地咨询求医信3 000多封，并一一作复。其学术自成体系，具有理论性、实用性、创新性，是国内乃至东南亚颇具影响的老中医药专家，在广东各电台、报刊讲授保健医疗知识，使各方人士受益。他平素精于医亦工于药，被聘为陈李济、敬修堂、花城、宏兴等各大药厂的医药顾问，其新创制的多个系列中药产品，曾先后获得广东省科技"四新"等多项奖励。

梁剑波善治疑难痼疾，对于消化道肿瘤的治疗具有独到见解。他遵《素问·平人气象论》"无胃气曰逆，逆者死"，重视补土扶正，常使危重患者带病延年。

梁氏认为食管癌为津伤血燥，瘀热留于食管而成。

对于瘀结重者，他自拟消瘀解结饮治之（急性子、土鳖虫、石菖蒲、川贝母、郁金各10克，王不留行、丹参、南沙参各15克，当归、桃仁、红花各5克），辅以牛乳韭汁丹参饮活血滋阴。

对于气津亏虚者，治以自拟育阴消结饮［花旗参（另炖）、当归、石斛、赤芍各10克，黄芪30克，生地黄、天花粉、丹参各15克，蜣螂虫3只，三七末（冲）、桃仁各5克］。或用生鹅血1碗，徐徐趁热饮下，每天1次。

梁氏治胃癌的经验方有化瘀扶正汤、逐瘀养津汤。

化瘀扶正汤：五灵脂、凌霄花、枳实、赤芍、延胡索、三棱各10克，莪术、香附、山楂各15克，夏枯草30克，蜣螂虫3只。

逐瘀养津汤：沙参、鸡内金、山楂、丹参各15克，川贝母、当归尾、枳实、赤芍、米皮糠（筛净）各10克，桃仁、红花、甘草各5克。

梁氏认为肝癌多由肝炎迁延不愈、肝失调达致瘀血内停而成。其经验方有行瘀除癥汤、清火漏芦汤。

行瘀除癥汤：当归、赤芍、香附、郁金、三棱、莪术各10克，桃仁、丹参、炒穿山甲（现禁用）、牡蛎、八月札各15克，土鳖虫3克。治癥积明显者。

清火漏芦汤：黄连、黄芩、漏芦、半枝莲、赤芍、山栀子各10克，土茵陈、白花蛇舌草、鳖甲各30克，生甘草6克。治火毒内盛者。

（八）融会寒温何炎燊

1. 不为良相，当为良医

何炎燊（1922—2020），广东东莞人，全国著名中医临床学家、广东省名老中医。他自学成医，1942年始以医术名世，其后组建中医联合诊所，1958年东莞县中医院（现东莞市中医院）成立后，他便在中医院从事临床医疗工作。在78年的医疗、教学、科研工作中，他为继承创新中医理论学说，推动中医药事业发展做出卓越贡献，是东莞市中医院名誉院长、主任中医师。1978年被广东省人民政府授予"广东省名老中医"称号。他是第一批全国老中医药专家学术经验继承工作指导老师，1991年国务院批准其享受政府特殊津贴。

何老出生于一个较富裕的家庭，9岁起从宿儒李仲台求学5年，打下坚实的古文基础。李老师曾用范仲淹小时有"不为良相，当为良医"的抱负来启迪何老。从此，他就树立了要做济世良医的理想。抗战时期，何老刚考入高中，日寇侵占华南，莞城沦陷。何老丧父、破产、失学，一家四口，饥寒交迫。他只好在家开设私塾，贴补家用。但他要做良医的理想始终不渝。他白天教书，晚上夜深人静的时候刻苦自学中医。这样"三更灯火五更鸡"，苦熬了几年，他的视力日差，体重日减。然而，"衣带渐宽终不悔，为伊消得人憔悴"，何老一点没有后悔。

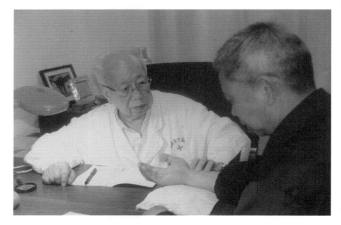

何炎燊在工作中

民国三十年（1941年）秋，暑湿热疫流行，他制了"甘露消毒丹"，免费赠送给患者，疗效卓著，何老的医名也逐渐为人所知。民国三十一年（1942年）春节，他便挂起"儒医"的招牌。这一年，何老才21岁。何老自21岁起，以医术名世。他在诊证桌上书写一对联："愿掬仁心布仁术，懒为良相作良医。"这是他淡泊名利、存心济世的具体表达。

1959年，何老鉴于中医学术后继乏人的现状，向政府申请，主持开办中医学徒班，采用半日集中上课、半日分散从师的理论与实践相结合的方法培养人才。他先后主办了四届中医学徒班、一届中医赤医班、两届西医学习中医班，共培养新生力量230余人。现在，这些学员绝大部分成为各医疗机构的骨干。例如，第二届学徒、何老的入门弟子刘石坚现已是全国第三批师承工作的指导老师之一。第三届学徒班的马凤彬于1976年出师后一直在何老身边工作，她还勤学苦练，通过自学考试，取得广州中医药大学自学考试中医学本科毕业证书，现在是主任中医师、广州中医药大学的硕士研究生指导老师。

何老勤于笔耕，把自己的心得、经验用文字记录下来，为振兴中医尽心尽力。他在医刊发表了62篇论文、35篇学术报告，出版专著《常用方歌阐释》《竹头木屑集》《何炎燊临证试效方》《双乐室医集》《何炎燊医著选集》等5种。其中《竹头木屑集》，上篇为急重病案，下篇为疑难病案，共收集了127个医案，体现了何老丰富的临床治验，但他很谦虚，认为这些著作只是中医学术园地中的几株野草，故而以"竹头木屑"命名，但专家学者却给予很高评价，国医大师邓铁涛教授认为这些是何老"几十年读书临证的肺腑之言，读者得益匪浅。竹头木屑，乃其自谦之词，实则经历艰辛，来之不易，未可等闲视之也"。

2. 兼收并蓄，融会寒温

何老精研伤寒、温病数十年，既融会贯通，又有所创新。他提出，从历史发展的角度看，温病学说是伤寒学说的发展和补充，应融合而不应对立。例如，1959年东莞流感大流行，患者多出现外寒束内热的大青龙汤证。何老体察其时是夏末秋初，酷热复兼淫雨，乃遵仲景法但不泥其方，用人参败毒散重加石膏，取得立竿见影之效。1个月治愈700多例。可知辛温解表与辛寒散热两法合用确能顿挫病势，缩短病程。方药如下：

党参12克，羌活10克，独活10克，柴胡12克，前胡9克，葛根20克，茯苓12克，桔梗9克，枳壳9克，甘草5克，生石膏40～80克。水煎成大碗频服，两三个小时后，患者即溱溱汗出，热随汗降，全身轻快。平均1.5日热净，病亦速愈。

何老据叶天士所云"温邪热变最速"治风温病早期，不仅用辛凉解表又兼清里热。他选用张景岳的"正柴胡饮"，变桂枝汤辛温解表为辛平解表之法，加入金银花、连翘之辛凉，栀子、黄芩苦寒清热，名为"散热柴胡饮"，疗效远较银翘散、桑菊饮诸方为优。这是何老既继承又创新的范例。方药如下：

柴胡12克，防风9克，白芍9克，陈皮5克，甘草5克，金银花12克，连翘12克，黄芩9克，栀子皮9克，芦根30克。

风温犯肺，常有表证未解、身热未退而咳嗽频频者，吴鞠通用辛凉轻剂桑菊饮治之，但解表清肺之力皆薄。故何老仍用柴胡饮解表邪，加入桑叶、菊花、牛蒡子、北杏仁、桔梗等理肺止咳，重用苦辛寒清降之鱼腥草，以增强清肺止咳之效，名为"清肺柴胡饮"：

柴胡12克，防风9克，白芍9克，陈皮5克，甘草5克，桑叶9克，菊花9克（后下），牛蒡子9克，北杏仁9克，桔梗5克，鱼腥草25克。

（九）疟疾克星李国桥

1. 疟疾克星，以身试药

李国桥，1936年8月出生于广东南海，广州中医药大学首席教授，博士生导师，广东省名中医。曾任疟疾研究室主任、热带医学研究所所长、广州中医药大学副校长、青蒿研究中心主任，享受国务院政府特殊津贴。为卫生部医学科学委员会疟疾专题委员会委员，中国医学科学院第三届学术委员会特邀委员，卫生部第一、第二届药品审评委员会委员，中华医学会热带病和寄生虫学分会常委，世界卫生组织西太平洋区域疟疾临时顾问。

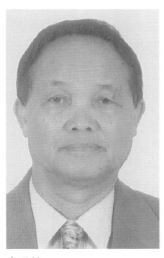
李国桥

李国桥出生在广东南海的一个中医世家，从小就树立起"从医救人"的伟大理想，他爱好科学研究，崇拜高学历的科研人才，并以祖训"不义之财不可得""己所不欲，勿施于人""为人不做亏心事，半夜敲门也不惊"为做人准则。他19岁时从广东中医药专科学校（广州中医药大学的前身）毕业，留校工作至今。他长期致力于中西医结合防治疟疾研究，是国际上著名的疟疾防治专家。1968年底，为了检验针灸治疗疟疾的效果，李国桥主动把疟疾患者的血注入他的体内，故意让自己感染疟疾。1981年8月，为了深入研究恶性疟的发热规律，李国桥再次进行亲身试验，将带有恶性疟原虫的患者血液注入自己体内，体验病情变化。这种大无畏的为科学献身的精神，使他取得了一系列成就：发现恶性疟有两次发热、两种昏迷期，创新脑型疟诊治方法，脑型疟救治水平居国际领先地位；创建了具有鲜明中西医结合特色的热带医学研究所（1986年），带出一支具有国际先进水平的疟疾研究团队；把实验室和研究现场从我国海南拓展到越南、柬埔寨和非洲，培养了一批博士、硕士；被授予全国劳动模范称号（1987年），荣获五一劳动奖章（1986年）、白求恩奖章（2000年）等。

2. 全球推广，救亿万人

自1967年接受国家疟疾防治任务至今，李国桥教授在研究与推广青蒿素类药防治疟疾、发明青蒿素复方抗疟药和快速控制疟疾等方面取得了具有国际影响的成果。

他于1974年首先试用昆明药物研究所提取的青蒿素证明了青蒿素治疗恶性疟的疗效，并率先用青蒿素鼻饲成功救治脑型疟患者。其研究结论促成1975年青蒿素抗疟研究全国大协作新局面，此后李国桥担任了全国治疗疟疾临床协作组组长。1981年，他在WHO疟疾化疗工作会议上报告利用青蒿素治疗脑型疟173例，成为WHO制订"优先开发青蒿琥酯，解决抗药性凶险型疟疾救治急需"策略的依据。

20世纪80年代以来，他发明并不断改进的4个青蒿素复方药品，具有速效、高效、疗程短、副作用少和成本低的优点。1981—1993年，他主持完成青蒿素、青蒿琥酯、蒿甲醚和双氢青蒿素4个一类新药临床研究，取得系列创新成果：①证明青蒿素类药是救治重症疟疾的首选药；②使该类药既可作为急救药又能成为高效的一线治疗药；③研究制定的青蒿素类药7天疗程方案被WHO定为标准疗法向全球推广；④证实青蒿素类药具有抑杀恶性疟配子体从而阻断疟疾传播的作用。其中复方哌喹片（CV8）是全球最先成为国家一线抗疟药（越南，1997年）的青蒿素复方，推动了WHO（2001年）要求所有疟疾流行国家使用青蒿素复方作为一线抗疟药。而双氢青蒿素哌喹片（Artekin）使疟疾疗程缩短至24小时，服药2次，副作用更少，制剂稳定性更佳，原料成本更低，有利于向公立医院和贫困地区推广。该药于2006年4月获国家一类新药证书，已向57国申请专利保护，成为我国具有国际专利的青蒿素类产品。为了使其列入WHO基本药品目录向全球推荐，由WHO协调，李国桥任项目主席，英国牛津大学医学院等权威机构承担的该药国际标准评价研究，2004年被列入国际疟疾风险基金（MMV）项目，获350万美元资助，已在多个国家的研究机构和疟疾临床基地实施。他在青蒿素类药防治疟疾研究领域取得系列创新成果，先后获国家发明二等奖（1979年）、国家发明三等奖（1989年）、国家科技进步三等奖（1999年）和青蒿素杰出科技成就集体奖（1996年），2005年又获国家科技进步二等奖。

李国桥致力于青蒿素的国际推广，1991年，他应邀赴越南指导和推广用青蒿琥酯治疗凶险型疟疾，两年间青蒿琥酯产品覆盖全越南，使其疟疾病死率下降78%。随后，青蒿素类药成为越南公立医院免费一线用药。李国桥在亚洲、非洲17个国家的48场学术报告和现场示范，为我国青蒿素类药进入国际市场做出了重要贡献。

他根据全球疟疾控制的历史和现状，总结我国50多年疟疾防治的经验教训，提出用以青蒿素复方快速控制传染源为主的方法控制疟疾。2004年以来，该方法先后试用于柬埔寨3个疟疾流行区的4万多人口，最终取得使流行区的恶性疟带虫率在半年内降至1%以下、发病患者数迅速大幅度下降的效果，青蒿素复方快速控制疟疾研究取得成功。为此，柬埔寨王国政府于2006年6月20日授予他"莫尼沙拉潘"金质骑士勋章。为了帮助非洲快速控制和清除疟疾，他又带领快速控制疟疾医疗队赴非洲科摩罗开展抗疟工作。为实现全民服药防治疟疾，李国桥至今仍在研究更便宜、更方便服用的新一代青蒿素复方。

研究青蒿素近半个世纪，这位耄耋老人心中仍描绘着宏大的蓝图：改变疟疾防治的思路，从"以消灭传染源为主"转变为进一步控制传染源，研发出毒性更小、药效更快的青蒿素复方药。"我心目中的复方是一天就起效，不用分服三天。"

（十）皮肤圣手禤国维

1. 矢志中医，勤学钻研

禤国维（1937—　），广东佛山人，广州中医药大学首席教授、博士生导师、主任医师。为世界中医药学会联合会皮肤科专业委员会首任会长，中华中医药学会皮肤科分会顾问，中国中西医结合学会皮肤性病委员会顾问，第二、第三、第五批全国老中医药专家学术经验继承工作指导教师，享受国务院政府特殊津贴专家。1993年被评为广东省名中医，2001年被教育部评为全国优秀教师，2006年被中华中医药学会授予中华中医药学会首届中医药传承特别贡献奖，2014年被评为第二届"国医大师"。

禤国维1937年11月出生在广州市龙津东路，当时这里中医馆云集，很长一段时间是广州中医聚居地。楼上楼下、街坊邻里中有很多中医，满街都是香浓

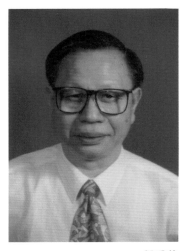

禤国维

的中药味。禤国维笑言"从小闻着满街中药香长大",中医的种子就这样悄悄在心中萌发。

"学生时代,我性格还比较内向,当时想将来做医生可能比较适合自己。"从广州著名的广雅中学毕业后,禤国维便立志学习中医。1957年高考时,他以优异的成绩考上广州中医学院,成为国家首批中医教育院校第一批学子。他心怀"仗起死回生之能,有拯人膏肓之力"的宏愿,在中医药学习的道路上迈出了第一步。

6年制本科大学毕业后,禤国维被分配到湖南中医学院第一附属医院,一干就是13年。在工作期间,禤国维教授一方面一丝不苟地干好临床工作,一方面抓紧时间进行自学,精读中医经典、参阅西医教材,打下了坚实的中医外科理论基础。在临床实践中,禤国维教授发现中医诊疗皮肤病有很大优势,于是就投入了相当一部分精力在这一方面进行更深发掘。1976年,禤国维回到了广州,在广东省中医院工作。第二年,他建议皮肤科从医院外科中独立出来的想法实现了,于是他开始向自己的中医梦发起冲刺。1984年,他担任了广东省中医院副院长兼皮肤科主任。

2. 皮肤圣手,健康卫士

禤国维教授从事皮肤科专科工作近50载,学术精湛,疗效显著,创建发展出岭南皮肤病学流派,并成为代表性传承人物,被誉为"皮肤圣手"。他在皮肤病治疗学上首倡"平调阴阳,治病之宗""解毒祛邪,以和为贵"等学术观点。他系统总结和发展了中医皮肤病外治法系统,将其归纳为外用药物十八法、针灸十五法和其他疗法三大类,填补了皮肤病外治法的空白。

禤老在多年的临床中发现,痤疮患者除了有肺胃血热的表现外,也不乏肾阴不足、冲任失调或相火妄动者。禤老提出的肾阴不足、冲任失调、相火妄动、熏蒸头面的痤疮发病机制,在临床上确有指导意义。他以滋肾泻火、凉血解毒为法,采用传统的知柏地黄丸和二至丸加减组成消痤汤：

知母12克，黄柏12克，女贞子20克，生地黄15克，鱼腥草20克，墨旱莲20克，蒲公英15克，连翘15克，丹参25克，甘草5克。

消痤汤用于痤疮、脂溢性皮炎、毛囊炎等，疗效显著。

禤国维教授提出许多顽固性皮肤病与毒相关，并善用皮肤解毒汤（以其可解皮肤诸毒而名之）从毒论治皮肤病。如银屑病有热、毒、瘀、风的病机特点，禤老认为治疗银屑病应注意清热、活血、祛风，辅以利湿解毒。他在皮肤解毒汤的基础上总结出治疗该病的基本方：

乌梅15克，莪术10克，红条紫草15克，土茯苓20克，石上柏15克，白花蛇舌草15克，牡丹皮15克，生地黄20克，水牛角（先煎）20克，赤芍15克，泽兰15克，肿节风15克，甘草10克。

此方对于表现为皮疹鲜红、皮肤灼热、瘙痒剧烈、怕热、小便黄赤、大便干结、舌红、苔薄黄、脉滑数，或红斑糜烂、浸渍、瘙痒伴口干口苦、胸闷纳呆、舌红、苔黄腻、脉濡滑者有比较好的疗效。

禤国维桃李满天下，被授予"全国优秀教师""师德标兵"等称号，为培养高质量的中医人才做出贡献。20世纪90年代末，禤国维指导培养了陈达灿和范瑞强。陈达灿后来成为广东省中医院院长，并担任世界中医药学会联合会皮肤科专业委员会会长等职务，范瑞强成为广东省中医院皮肤科主任，两人均为博士生导师。后禤国维又收李红毅、卢传坚、刘炽和欧阳卫权为徒，其中卢传坚成为广东省中医院副院长、广东省"千百十"工程国家级学术骨干培养对象。

在长期的临床工作中，禤国维教授心里永远放的是患者，如果患者治疗效果不好，他会彻夜难眠，查找专业书籍，寻求最佳的治疗方案。他经常告诫弟子"医者必具仁道、仁义、仁人之心"，这其实也是禤国维教授的自勉。禤国维教授医术精湛，疗效显著，医德高尚，赢得社会普遍赞誉，成为卫生行业医德楷模，获"当代大医精神代表""广东省白求恩式先进工作者"等称号。2007年，由卫生部发起，经媒体和网络组织全社会投票评选的"和谐中国十大健康卫士"中，禤国维成为当选者中唯一的中医界代表。《感动中国》专家点评："有人说西医是治人得的病，中医是治得病的人。禤教授正是以他的仁道、仁心、仁意在治患者的病，也用自己的医术、人品，如此四十年。他用医品医德治好患者的心，患者重生时激动地说他的高明医术给了自己第二次生命，但患者忽略了，是他的高尚医德才使高明医术有所附丽。"

（十一）肿瘤学家周岱翰

1. 精研学术，开创专科

周岱翰，曾名周友智，广东汕头人，当代中医肿瘤学家，现为广州中医药大学肿瘤研究所所长、首席教授、主任医师、博士生导师，中国

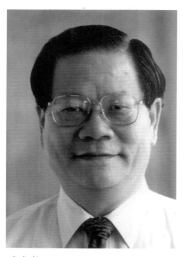

周岱翰

中医科学院博士后导师，全国名中医学术经验指导老师，广东省名中医，担任广东省中医药学会肿瘤专业委员会及中华中医药学会肿瘤分会名誉主任委员。2010年获广东省科学技术奖励二等奖、教育部科学技术成果一等奖，并被评为"全国优秀科技工作者"，2011年获全国百名"郭春园式好医师"称号。2017年被评为第三届"国医大师"。

周岱翰1941年5月出生于汕头一个医学世家，父亲是个受人尊敬的医生。受家庭熏陶，周岱翰自幼立志从医。

1966年，他从广州中医学院医疗系毕业后分配到一间地处农村的新办的省级西医院。作为该院的第一个中医师，他购置了百草柜，开设中医科，悬壶乡间。病者虽多为外感小恙，但也不乏癌瘤大症。许多鼻咽癌颈部转移患者，经过放射治疗后皮肤溃烂，痛苦不堪，用草药治

疗以后，却能够收到很好的效果。基层患者缺医少药、治癌乏术，激发了年轻的周岱翰的求知欲，促使他努力钻研包括肿瘤在内的多种疾病的诊治方法，探寻中医攻克癌症之路。1976年因广东省继承名老中医经验的需要，他被调入广州中医学院方药教研室。他一面拜在岭南名医周子容、关济民老先生门下继续提高中医造诣，一面在走廊搞了个实验室，专注科研。由于对乡间治癌乏术的悯怀和求知欲的驱使，他刻苦钻研中医原著，涉猎中外专业进展，参与广州地区肿瘤科研协作，并于1978年开始在学校筹建肿瘤研究室并在学校附属医院开设肿瘤专科门诊，是我国较早从事中医药治癌研究、中西医结合抗肿瘤临床探讨和开设中医肿瘤学专科教育的学者之一。1979年，他作为当年内地第一批学者到香港讲学，交流恶性肿瘤的中医辨证论治经验。1987年，在原肿瘤专科门诊的基础上，他创立了广州中医药大学第一附属医院肿瘤科，任科室主任直到现在。目前该院已迅速发展成为具有4个肿瘤病区约180张床位的南方中医肿瘤研究基地和临床治疗中心。他为中医肿瘤事业做出重要贡献，也成为岭南中医肿瘤事业的开拓者与奠基人。

2. 扶正固本，带瘤生存

周岱翰受中医学整体观念、以人为本这些特色的启迪，根据明清医家提出的"带病延年""带疾终天"的论述，以及临床上部分肿瘤患者化疗后肿瘤或有暂时缩小，但身体虚弱致生存期缩短，而单纯服中药者肿瘤缩小不明显却能长期生存的现象，在20世纪90年代提出"带瘤生存"是中医治癌特点之一：在漫长的治疗过程中，可以出现"带瘤生存"的特殊阶段。此时治疗目的在于通过辨证论治改善症状，提高生存质量，延长生存期。他认为，提高中医药的治疗参与率有助于提高中晚期癌症的临床疗效，从观念上摒弃肿瘤的"过度治疗"，使无法治愈的肿瘤患者保持良好的生活质量而"带瘤生存"，形成具有中国特色的中医治疗模式。今天，基因学说认识到肿瘤是物种进化过程的伴随产物，要把肿瘤当慢性病看待，带瘤生存的观念已为中西医所接受，并作为患者的临床受益体现在肿瘤的疗效评价标准中。

周岱翰提出癌瘤的病机是"毒发五脏"（内脏病变在局部的反映），研制出首个肺癌中成药"鹤蟾片"，该药擅长治疗肝癌、肺癌、肠癌等晚期恶性肿瘤。他认为不同癌瘤的发病，与五脏的内虚有密切的关系，癌瘤形成后，因为不同的病机和病理变化，反过来又导致五脏的虚损，在癌症的扶正固本治疗中，调理和补益五脏非常重要。他据此立五脏固本抗癌主方：

养心宁神饮：吉林红参15克，西洋参6克，麦冬10克，五味子6克，肉桂（焗）2克，干姜10克，炙甘草12克。

益肺顺气汤：西洋参15克，天冬15克，百合30克，浙贝母20克，葶苈子12克，白芥子12克，白芍15克，蛤蚧10克，壁虎6克，鱼腥草30克，枳壳12克。

健脾正元汤：党参30克，黄芪30克，白术15克，茯苓15克，白芍12克，木香10克，蚕沙12克，煨豆蔻10克，薏苡仁20克，山药20克。

调肝拯阴煎：柴胡12克，白芍15克，女贞子18克，桑椹15克，枸杞子15克，西洋参10克，麦冬15克，牛黄（冲）1克，羚羊角（先煎）3克，青皮12克。如有血证可酌加仙鹤草30克、大黄炭15克。

固肾再生饮：熟附子10克，黄芪30克，冬虫夏草10克，紫河车15克，蛤蚧10克，杜仲15克，枸杞子15克，生地黄20克，白芍15克，山茱萸15克，泽泻20克，炙甘草10克。

周岱翰从医半个多世纪，筚路蓝缕、精勤不倦，不懈探索岭南中医治癌新路，创新求真的脚步从未停歇；治病救人50余载，悬壶济世、仁心仁术，既解人身体之疾，又化人心中之病，医德医术享誉海内外。他年过八旬，依旧坚守岗位，科研、教学、出诊，样样不落，普救含灵之苦，彰显了一名精诚大医的崇高风范。他培育了一批又一批接受中医肿瘤学专科教育的人才，并重视弘扬中医治癌特色，是中医药治疗肿瘤走出国门、走向世界的代表人物，多次出国讲学，足迹遍及欧洲、美洲、亚洲、大洋洲的20多个国家，每年有大量的外宾、华侨前来求诊，其学术影响辐射我国港澳台地区及东南亚、大洋洲、美洲、欧洲等地。

（十二）乳腺病学家林毅

林毅（1942— ），第四届"国医大师"，首届"全国名中医"，桂派中医大师。现为广东省中医院主任医师、主任导师，国家卫生健康委重点专科、国家中医药管理局重点专科学术带头人，香港大学荣誉教授。曾任中华中医药学会乳腺病专业委员会主任委员，现任中华中医药学会乳腺病分会名誉主任委员、世界中医药学会联合会乳腺病专业委员会第一届理事会顾问。两次荣获全国卫生先进工作者称号，1993年获国务院政府特殊津贴，全国继承老中医药专家学术经验指导老师。荣获中华中医药学会"李时珍医药创新奖""中医乳腺病学术发展杰出贡献奖""全国最美中医"等称号。获中国中医科学院"'大医精诚'医德医风先进个人"称号。

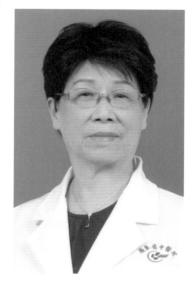

林毅

1. 结缘中医，创立专科

林毅1942年出生于福建一个西医世家。中学时期曾着迷于"航空梦"，高考时却机缘巧合进入广西中医学院。在亲友的鼓励下，她毅然投入到中医的怀抱中，从此确立了奋斗一生的目标："学好中医，为人民健康奉献自己的智慧和力量！"毕业后，林毅决意在临床上磨炼自己，提升中医技术。在桂林市中医医院领导盛情邀请下，林毅放弃了留校任教的机会，先后在桂林市中医医院、陕西临潼的部队医院工作，其间接诊了大量女性患者，尤其是乳腺疾病患者。作为一名"女郎中"，林毅更能切身感受到患者的痛苦和需求，于是把攻克危害妇女健康的乳腺疾病定为终生事业。1984年，林毅在桂林创立我国第一个中医乳腺科，该科室1995年成为国家中医药管理局认定的唯一"全国中医乳腺病医疗中心"。

1997年，时年55岁的林毅受广东省中医院邀请，经国家中医药管理局批准、两广卫生厅同意，肩挑广东省中医院、桂林市中医医院乳腺科学术带头人的重担，并在两地带徒。在她的带领下，广东省中医院乳腺病科从无到有、从小到大、从大到强，得到迅速发展，2002年成为国家中医药管理局重点专科建设单位，2006年成为国家中医药管理局"十一五"重点专科强化建设单位，是全国规模最大的中医、中西医结合乳腺病中心。桂林市中医医院乳腺科也成为国家卫生健康委重点专科，2018年成为国内首个通过欧洲乳腺癌专家学会（EUSOMA）认证的乳腺中心。

林毅促进了中医乳腺病学术的发展，被誉为"现代中医乳腺病学奠基人与开拓者"。她担任中华中医药学会乳腺病专业委员会主任委员16年，并牵头推动成立了国家级二级学会乳腺病分会。她获国家发明专利1项、实用新型专利4项，主编学术专著7部，参编专著10余部，发表论文100余篇，其中《现代中医乳房病学》被引用1 200余次，是现代中医乳房病学的奠基之作。作为第一完成人，她获得2020年度广东省科技进步二等奖、2019年度教育部科技进步二等奖等省部级科技奖励多项，研制纯中药专科制剂15种。

2. 砥砺前行，攻坚乳病

淋漓尽致地发挥中医药优势，取得非一般的临床疗效，确立中医药在乳腺病治疗领域的优势地位，是林毅毕生追求的目标。为此她紧紧抓住现代医学的难点与盲区，积极探索、研究中医药治疗方案，成为中医乳腺病疑难复杂问题的攻克者。

在林毅行医之初，由于卫生条件差，急性化脓性乳腺炎患者非常多。西医治疗乳腺脓肿的常规方法是手术切开引流，这种方式切口大，愈合时间较长，容易造成乳房畸形和泌乳功能障碍。林毅基于火针"能决脓痈"的原理，开发了新型电火针，将脓液引出，然后再用中药制成提脓条插进烙口内引流。这种治疗方法引流排脓效果非常好，患者无须住院，而且创伤小、出血少、瘢痕小、疗程短、不影响哺乳。对该项技术进一步整理完善后，林毅将其命名为"火针洞式烙口引流术"。2012年，该项技术被纳入国家中管局中医药管理医疗技术，通过视频教学在全国超过1 000家医疗机构推广应用。

林毅吸取传统中医整体观念和辨证论治的优势，又顺应现代医学乳腺生理、病理变化，首创系统的乳腺增生病"中医药周期疗法"理论体系，牵头制定中华中医药学会《乳腺增生病诊断、辨证及疗效评价标准》，确立了中医药治疗全程优势，既丰富了中医认识本病的理论，更为传统中医乳腺病学与现代医学相融合提供了切入点。根据这一理论，林毅确立了在辨证基础上经前疏肝活血、消滞散结重在治标，经后温肾助阳、调摄冲任重在治本的治疗大法。她在长期临床实践中不断探索总结，自拟消癖汤，对各型乳腺增生病、乳腺癌前病变有良好的治疗作用。她研制了消癖系列口服液制剂，临床运用30多年，疗效显著。在此基础上优化形成"消癖颗粒"，自创方以来，经历了近20年的研发历程。2018年获批新药证书，是国内首个由研发机构持有的中药创新药，也是首个参照美国食品药品监督管理局（FDA）标准，按中、西药标准同时通过审评的中药创新药，成为中药新药研发的里程碑。

消癖颗粒方：鳖甲30克（先煎），牡蛎30克（先煎），郁金15克，制何首乌15克，女贞子15克，淫羊藿15克，丹参10克，益母草15克，莪术15克，山茱萸15克，青皮15克。

从医半个多世纪，林毅从未停下自己攻坚克难的脚步，被誉为"乳腺病患者的靠山"。她提出"识病为本，辨证为用，病证结合，标本兼治"的纲领，确立了"中医优势病种能中不西，疑难病种衷中参西，急危重症中西结合"的原则。她在继承历代医家郁证学说精华的基础上，创立"从六郁治乳"的乳腺病学术思想，提出"治乳独取中焦""治乳从气，不离乎肝，不止于肝""治乳需治湿与痰，顺气调脾肾"等治则，填补了中医乳腺病纲领性理论体系空白。她创新性地提出"乳腺癌分期辨治"等一系列重要学术观点，确立了中医治疗乳腺恶性肿瘤的阶段优势；她提出"燮理阴阳、立法衡通"的理论治疗乳腺炎性疾病，在肉芽肿性乳腺炎的诊治方面突显出绝对优势。

此外，林毅主张防治并重、身心同治、道术结合，率先将情志疗法、五音疗法等引入乳腺病的防治中，创建从预防、已病、病后到康复全病种、全过程的中医防治体系，形成完善的乳腺病"治未病"方案。她编创"女性养生导引功"及"乳房保健八法"，后者被选为国家体育总局健身气功运动处方在全国推广。

她一贯倾注心血培养新人，建立国家级人才梯队。陈前军、司徒红林、王志宇、陈建萍等多名继承人成长为中华中医药学会乳腺病分会主任委员、副主任委员，青年岐黄学者，广东省杰出青年医学人才。多名弟子成为各省市乳腺病学科带头人。

林毅教授热爱中医药事业，医德高尚，坚持用中医药为老百姓健康保驾护航。她常告诫身边的医生，为医不仅要有仁术，还应时刻有一颗"仁心"。她年届八旬，至今仍始终坚持每周出诊6日，从不间断。林毅常说："中医药发展的黄金时代，不在我们背后，乃在我们面前，不在过去，乃在将来！我们这一代人生逢其时，重任在肩。"她不忘初心，砥砺前行，为现代中医乳房病学的发展付出了毕生的心血。

三、岭南道地名药

一方水土产一方药，每个区域都有不一样的物产，我们把不同地方出产的优质中药药材叫作"道地药材"。道地药材是指历史悠久、产地适宜、品种优良、产量丰富、炮制考究、疗效突出、带有地域性特点的药材。

岭南物产丰富，植物繁多，因此也有自己的道地药材。2016年广东选出的首批岭南八大道地药材分别是化州产的化橘红、新会产的广陈皮、阳春产的春砂仁、湛江产的广藿香、德庆产的巴戟天、高要产的广佛手、肇庆产的何首乌，以及东莞、中山、茂名等地产的沉香。

（一）化橘红

化橘红全名化州橘红，"化"者，即言其出产于广东化州。化橘红性温，味苦、辛，入肺、胃两经，具有化痰、理气、健脾、消食、燥湿等功效，有"南方人参"之称。据考证，化州橘红始种于梁朝，至今有1 500年的历史。自古至今，化州人以种橘、制橘为业，化橘红已成为化州地方文化的重要组成部分。2012年，化橘红中药文化被列为广东省非物质文化遗产代表性项目。当地关于化橘红的故事不胜枚举，而化橘红种植、药用的传说在化州及周边地区群众中广泛流传。

1. 罗仙植橘

相传有一名叫罗辩的医药学家，他曾患喘咳症，一个偶然机会喝了泡有野生橘树花果的石坑泉水，咳嗽渐止。而后经罗辩多次试验，证实这种药果能治喘咳症，于是他开始人工种植，并定名为橘红。此后，罗辩骑着一头白牛，顺罗江而上，用橘红为人治病。后来当地人把他奉作仙人，尊称为"罗仙翁"，并在化州城东门侧建了"罗仙门"和"华严庵"纪念他。

2. 范公识橘

史料记载，化州橘红曾医治好我国北宋著名史学家范祖禹的咳喘病。生于四川华阳的范祖禹精通史学，曾协助司马光撰修《资治通鉴》。他为人刚正不阿，常冒死进谏，得罪权臣，最终被贬到当时还没开发的荒蛮之地化州。由于长途跋涉，加上被贬后心情郁闷，范祖禹在路上就患了严重咳嗽，整日气喘、咳嗽不止。到化州后，他住署苏泽堂，每天早晨泡茶喝，半个月后，咳嗽竟然痊愈，且胃口大开。后来调查得知，他泡茶用的井水上常漂浮着许多白花，而井旁开着白花的树似柚非柚，就是化州橘红树。后来，范祖禹又将橘红花和橘红果当作礼物，送给一些水土不服或风寒咳嗽的人泡茶服用，均起到了化痰止咳的作用。就这样，貌似普通的化州橘红，因范祖禹的推崇而得到广泛传颂[①]。

3. 州官治咳

明朝初年，化州的一位州官在赴任途中患上严重的支气管炎。州官料想化州乃边陲之地，缺医少药，于是途经广州的时候命随从多抓了几剂药，以便到化州后仍可继续服用，不料咳症日重。到任后的第三天夜里，风雨交加，雷鸣电闪，州官喘咳加剧，遂命婢女急急煎药。不料厨内的缸中却没有了水，婢女胆小，不敢像往常那样到遥远的"凤饮鸣泉"去汲水，便偷偷从厨房旁的金鱼池中舀水把药煎了。州官服下此药后，胸气随即顺畅了许多，咳喘很快便停了下来。一觉醒来，只觉神清志爽，胸舒气平，咳喘大减。州官甚感诧异，便唤来煎药女婢，细问情由，婢女不敢隐瞒，如实禀报。州官命婢女仔细分辨药之残渣，只见残渣中多了一些小花瓣，遂前往金鱼池察看。但见金鱼池边有棵老树正开着白色的小花，好些落花在水面上漂浮，旁有衙差说此树是橘红树，其花果可利气化痰，有神效。州官连称："奇树，奇树!"此后每天令衙差摘取树上的橘红花与药煎服，5天后咳症痊愈。后来，此州官为了巴结上司，遂下令把城内的橘红树封了，把其所产的花和果作为珍贵的礼品往上逐级奉送。从此，化州橘红声名鹊起，不久便闻名于世，最后传入宫中，永乐年间被列为宫廷贡品、御用药物。

---

① 谭亚叶：《Hello，化州》，李顺阳绘，广东人民出版社，2018，第42页。

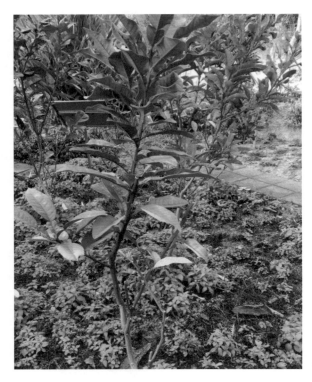

化橘红原植物

4. 古籍里的化橘红

明朝李时珍在《本草纲目》中记载："橘红佳品，其瓤内有红白之分，利气、化痰、止咳功倍于它药……其功愈陈愈良。"

明末清初的医药书籍中逐渐出现化橘红的影子，如李中立的《本草原始》："橘红，广东化州者胜，实小，内瓣味酸。"张璐的《本经逢原》："柑皮产于广东化州者最佳。"

清朝赵学敏《本草纲目拾遗》载化州橘红"治痰如神""橘红化州者胜"。

清康熙十四年（1675年）版《广东通志》在"物产"药之属中收录了化橘红，并视其为粤中"灵奇珍异"。

吴其濬的《植物名实图考》收载了化橘红。

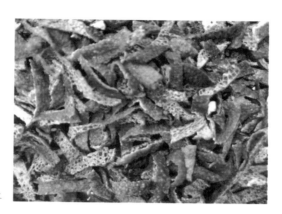

化州橘红

5. 餐桌上的化橘红

选化橘红时应当选表面覆盖着浓密柔软绒毛的那种，毛越多，品质越佳。化橘红除了可以用来泡茶，还可以煲汤[①]。

杏仁化橘红猪肺粥

配方：杏仁10克，化橘红10克，猪肺90克，粳米60克。

功效：宣肺降气，化痰止咳。适用于哮喘属痰饮内盛者，症见咳嗽、痰多，呼吸不顺，甚则气喘，喉中哮鸣，胸脯满闷，脉滑等。

制作方法：将杏仁去皮尖，洗净。猪肺洗净，切块，放入锅内汆水后，再用清水漂洗净。将洗净的粳米与杏仁、化橘红、猪肺一起放入锅内，加清水适量，文火煮成稀粥，调味即可。随量食用。

化橘红蜜

配方：化橘红2个，纯蜂蜜500克。

功效：祛寒润肺，去油腻，开胃消食，排毒养颜。

制作方法：化橘红切成碎片或打成粉末，放入玻璃瓶中，再加入蜂蜜，浸泡30天后，取一汤匙用温开水冲稀后早晚饮用。

化橘红糖水

配方：化橘红3～5克，冰糖50克，雪梨1个。

---

① 蔡宛如主编《药食同源》，浙江科学技术出版社，2019，第387–388页。

功效：多次慢饮对咽喉炎患者有润喉、润肺的作用。

制作方法：将化橘红切片，雪梨切片，加入冰糖，加水1升，同煮10分钟。

化橘红花粳米粥

配方：化橘红花5克，粳米50克。

功效：下气定喘，健脾消食。可用于哮喘的辅助治疗，特别是痰多气急、食欲不振、腹胀不适者。

制作方法：将化橘红花水研滤过，取汁约100毫升，加入粳米，再加水350毫升左右，煮为稀粥，每日2次，温热服食。

（二）广陈皮

俗话说"广东三件宝，陈皮、老姜、禾秆草"。这里的陈皮就是指新会的陈皮。陈皮为芸香科植物橘及其栽培变种的干燥成熟果皮，性温，味苦、辛，可理气健脾、燥湿化痰，分布于江西、湖南、贵州、云南、四川等地，按产地的不同可分为"陈皮"和"广陈皮"。广陈皮来源于橘的变种茶枝柑的干燥成熟果皮。因茶枝柑主产于新会，故又称新会陈皮。因为存放时间越长越好，所以便叫"陈皮"。在《神农本草经》中，陈皮以橘皮之名列入。在20世纪，新会陈皮即闻名于世，供不应求，每逢柑橘收获的季节，新会人人买柑晒皮，形成"家家开柑皮，果皮挂灶眉""柑黄秋高爽，果皮满禾塘"的壮丽景象。各小贩带上片糖、花生油、铁盆、牙膏等下乡收购陈皮，这就是"柑皮换糖""柑皮换油""柑皮换日常用品"。当地有百年陈皮胜黄金的说法，新会人也常常以陈皮作为最珍贵的礼物馈赠亲友。

1. 凤凰送种

关于新会陈皮的由来，民间流传着这样一个美丽的传说：相传在两千多年前，一对美丽的凤凰奉命将两颗珍贵的茶枝柑种子带回天庭种植。在途经一片名叫新会的土地时，顿时被眼前的美景所吸引，一条透迤蜿蜒的水道绕着青山延伸，余晖从云间倾泻到湖面上，水面像是铺满从天而降的钻石，波光粼粼。山在夕照下很是温柔，像是微醺的仙子。这对凤凰完全沉醉在此美景中，竟然忘却了自己身负重任，反而在湖边的山上嬉戏起来。夜幕降临之时，凤凰才想起有要务在身，于是匆匆飞向天庭，没想到却把两颗珍贵的茶枝柑种子落在了山边。凤凰所为之倾倒的那一片水域就是著名的银洲湖。在新会这片如仙境般美丽富饶土地的孕育下，再加上银洲湖上乘水质的滋养，两颗茶枝柑种子茁壮成长。当地人民在感恩上天恩赐的同时，发现茶枝柑的柑皮晒制后具有浓郁的香气，并且有健胃消食、祛湿化痰的功效，于是在几百年前开始大规模种植，新会陈皮也因此开始流传。

2. 米氏命名

广陈皮这一称谓最早出自黄广汉及其夫人米氏。1229年，米氏奉皇帝的谕诏在皇宫里随侍杨太后四年时间。一次杨太后得了乳疾，御医们无论用什么药都医治不好，于是米氏把这个差事应承了下来。黄广汉采用在新会当地培养的一种柑橘（即是如今的新会大红柑），特制成药材陈皮，米氏便用这个药为君药，慢慢地治好了杨太后的乳疾。当杨太后问及这种药材的来历时，米氏取其夫姓名"广汉"中的"广"字来命名这种药材，称为"广陈皮"，以区别于别的陈皮。

3. 古籍里的陈皮

橘皮以陈皮之名作药用的处方最早见于唐《食疗本草》："又，取陈皮一斤，和杏仁五两……脚气冲心，心下结硬，悉主之。"唐宋以前古人对橘的用药存在橘柚不分的情况，后又出现橘、柑、橙的混用。到了现代，主流观点认为始载于《神农本草经》的橘柚之正品为2020年版《中华人民共和国药典》记载的芸香科植物橘及其栽培变种，包括茶枝柑、大红柑、温州蜜柑、福橘等。

1578年，李时珍把陈皮写进《本草纲目》，并注明陈皮以广陈皮为佳，可见广陈皮在当时看来是属于上等的药材之一了。

4. 餐桌上的广陈皮

新会陈皮根据采摘时间的先后分为青皮、二红（黄皮）、大红皮。青皮在果实尚未成熟时采收。青皮耐储藏，偏入肝经，破气效果好。二红采摘时间是寒露与小雪之间果皮开始转黄时。二红易于储藏，但和大红皮相比药性要差。大红皮基本是在冬至前后采摘。但是大红皮糖分比较高，储藏困难，同时落果率很高，很多农户为了保证收益，都选择提前采摘，故大红皮已越来越少。三种陈皮在颜色上有不同。陈化的青皮薄而小，颜色呈青黑色；二红颜色更亮一些；大红皮颜色呈棕褐色猪皮样。青皮味道偏苦；二红糖分偏低，没有完全成熟，有涩的味道；大红皮糖分高，口感比较醇厚。用新会陈皮可以制作出各种美味的菜肴、爽口的凉果等。加新会陈皮制作的红豆沙、绿豆沙等是广东人喜爱的甜品。陈皮还可做成健康美味的调味料陈皮卤水、陈皮豉油等。

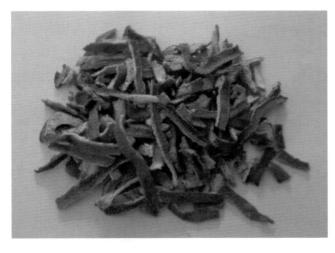

广陈皮

陈皮饮

配方：陈皮15克，白糖适量。

功效：消暑，止咳，化痰，健胃，预防高血压。

制作方法：将陈皮洗净，切成细条，放入茶杯中，沸水冲开，加入适量白糖，泡10分钟，即可饮用。

陈皮荷叶茶

配方：陈皮10克，荷叶20克，冰糖适量。

功效：消暑，止咳，健脾胃。孕妇禁服。

制作方法：将陈皮、荷叶洗净，放入锅中，加入适量清水，大火煮开，改用文火煮10分钟，放入冰糖，即可饮用。

红豆陈皮饮

配方：红豆150克，陈皮10克。

功效：助消化，补血，利尿，消肿。

制作方法：将红豆、陈皮洗净，放入锅内，加入适量清水，浸泡半小时，再煮沸后改用文火，使红豆熟烂，即可食用[1]。

陈皮鸡

配方：陈皮末15克，鸡1只，葱3克，姜3克，白糖1克，干红辣椒1克，花椒1克，醋适量，鸡精1克，料酒、精盐、酱油等适量。

功效：健脾理气，滋补强身。适用于低血压、气血虚弱、营养不良、贫血等症的辅助性食疗。健康人食用，有滋补健身、防病延年的作用。

制作方法：鸡宰杀后去毛、内脏、头、爪，剁成块，加葱、姜、料酒、精盐、酱油拌匀，浸渍20分钟。锅置旺火上，加油烧至八成热，投入葱、姜炸至金黄色倒出，留底油15克，将干红辣椒、花椒、陈皮末、鸡块等入锅中煸炒。当辣椒呈黄褐色时，将料酒、酱油、白糖调在一起入锅内，随后加入鸡清汤，用小火烤干，加醋、鸡精、盐翻炒几下，放凉。佐餐食用[2]。

---

[1] 王良信、于敏：《本草纲目125种养生中药图册》，中国医药科技出版社，2017，第188页。

[2] 刘莉主编《养颜美容食疗药膳》，中国医药科技出版社，2018，第133页。

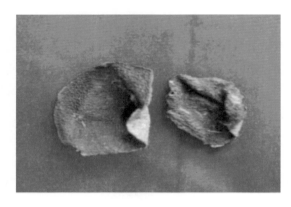

65年的老陈皮（现藏广东中医药博物馆）

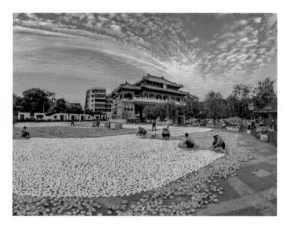

新会晒陈皮（冼建春摄）

（三）春砂仁

　　春砂仁属于砂仁品种之一，是姜科植物阳春砂的干燥成熟果实，是广东省阳春市特产。春砂仁果形呈椭圆形或卵圆形，有不明显的三棱，密生刺状突起；果皮薄而软，果实表面呈棕褐色，种子富含挥发油；具有饱满结实，气味芬烈，甜、酸、苦、辣、咸五味俱全的品质特征；味辛、性温，具有行气调中、和胃醒脾、化湿消滞、止痛安胎的功效。砂仁是治疗感受寒湿之邪后，出现恶心呕吐、脘腹胀满的一味要药，而怀孕的妇女早期出现恶心呕吐时，咀嚼春砂仁可以起到很好的止呕效果。

《中药大辞典》载："砂仁……以阳春砂仁质量为优。"《中国药学大辞典》载："阳春砂仁饱满坚实，气味芬烈……其他砂仁则干缩扁薄，气味俱弱。"均对阳春砂仁推崇之至。2004年，阳春市被国家授予"中国春砂仁之乡"称号。2005年12月28日，原国家质检总局批准对春砂仁实施地理标志产品保护。

1. 砂仁防瘟

传说很久以前，广东西部的阳春发生了牛瘟，一头头耕牛接连病死，只有蟠龙金花坑附近的耕牛平安无事。当地的老农觉得十分惊奇，便找来这一带的牧童，问道："你们的牛平常都吃些什么草呀？"牧童答道："我们全在金花坑放牧，那儿有一种草，叶子散发出浓郁的香味，根部发达，会结果实，牛很喜欢吃。"老农们听后，就和他们一同到金花坑，只见那里漫山遍野地生长着这种草，将其连根拔起，摘下几粒果实，放口中嚼了嚼，一股带有香、甜、酸、苦、辣的气味冲入脾胃，令人十分舒畅。后来人们便将这种草移植到房屋前后进行栽培，久而久之成为一味常用的中药——砂仁。

2. 古籍里的春砂仁

春砂仁在我国已有1 300多年的应用历史，原为野生，产于阳春，唐代已有记载。隋末唐初甄权的《药性论》，宋代刘翰、马志等人的《开宝本草》均有记载。苏颂的《本草图经》曰："（砂仁）今惟岭南山泽有之。苗茎似高良姜……四月开花在眼下，五六月成实，五七十枚作一穗，状似益智而圆，皮紧厚而皱，有粟纹，外有细刺，黄赤色……外微黑色，内白而香，似白豆蔻，七八月采之，辛香可调食味，及蜜煎糖缠用。"指出砂仁产于岭南，可以做调味品用[1]。"阳春砂""阳春砂仁"之名，首见于清代李调元的《南越笔记》："阳春砂仁，一名缩

---

[1] 张丹雁、赖小平、熊清平：《四大南药——阳春砂》，湖北科学技术出版社，2016，第1页。

砂蔤，新兴也产之，而生阳江者大而有力……鲜者曰缩砂蔤，干者曰砂仁。"陈仁山《药物出产辨》称砂仁"产广东阳春为最，以蟠龙山为第一"。可见，春砂仁是阳春的道地药材。

3. 餐桌上的春砂仁

春砂仁在新中国成立前种植面积一直不是很大。据民国邹鲁《广东通志》记载："阳春砂仁年产千余斤，大半输出境外。"阳春人以春砂仁为原料，先后推出了"春砂酒""春砂白酒""春砂红酒"等系列，近年又开发了"春砂蜜""春砂蜜饯"和"砂仁茶"等地方特色产品，砂仁的花、叶、茎、根与茶叶同制的"春砂茶"，气息芳香，具有醒脾养颜的作用。砂仁既可药用，也可作为调味品，具有去膻、除腥、增香等作用。《本草蒙筌》记载："起酒味甚香，调食馔亦妙。"用砂仁烹调的"春砂鱼""春砂鸡""春砂肉"等，风味独特；砂仁还可以做成砂仁粥等。

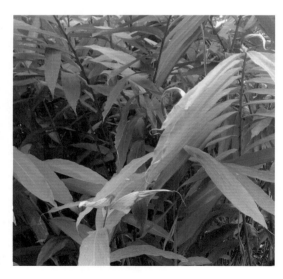

春砂仁原植物

砂仁粥

配方：砂仁5克，大米100克，白糖适量。

功效：行气化湿，温中止泻。适用于湿阻中焦、脾胃气滞、虚寒泄泻、脘腹胀满等。

制作方法：将砂仁择净，放入锅中，加清水适量，浸泡5～10分钟后，水煎取汁，加大米煮粥，待粥熟时下白糖，再煮一二沸即成。或将砂仁2克研为细末，待粥熟时调入粥中服食。每日1剂，连服3～5日[①]。

砂仁蒸鸡

配方：鸡肉500克，砂仁15克，枸杞子10粒，葱、姜、盐、绍酒各适量。

功效：滋补温中醒脾。可用于调治脾胃气滞湿阻所致脘腹胀痛、不思饮食者。

制作方法：将鸡肉剁块，放入锅中焯水，去血沫；取砂仁约十粒，拍碎，最好研磨成粉。将焯过的鸡肉倒入汽锅中，再加入葱、姜、盐、绍酒、枸杞子，最后均匀地撒上磨好的砂仁，放在蒸锅里蒸半小时即可。

砂仁佛手酒

配方：砂仁、佛手各15克，白酒250毫升。

功效：温中化湿，理气和胃。适用于饮食调治湿阻气滞、脘腹胀满、饮食减少。

制作方法：将砂仁、佛手浸泡在白酒中，不断加以振摇，一周后即可饮用。每次于饭后饮一小杯[②]。

砂仁陈皮鲫鱼汤

配方：砂仁5克，陈皮半个，鲫鱼1～2条（300～400克），生姜3片，食盐、麻油适量。

功效：健脾胃，祛水湿。春困时服用效果佳，男女老少皆宜。

制作方法：砂仁打碎，陈皮浸泡、去瓤。鲫鱼洗净、去肠杂，置油锅上慢火煎至两边微黄，铲起，然后与砂仁、陈皮、生姜一起放进瓦煲内，加入清水2.5千克，大火煲沸后，改为小火煲2小时。调入适量食盐和麻油便可。

---

① 胡献国、郑海青、赵宁主编《红楼梦与中医》，湖北科学技术出版社，2016，第171页。
② 丁兆平、林煜棠主编《餐桌上的调味料》，中国医药科技出版社，2019，第131页。

砂仁蒸猪肾

配方：砂仁3克（研末），猪肾1个，油、盐少许。

功效：益气和中，温脾止泻。用以治疗小儿脾虚久泻引起的脱肛。

制作方法：猪肾洗净切片，以砂仁拌匀，加油、盐少许调味，上笼蒸熟食用[①]。

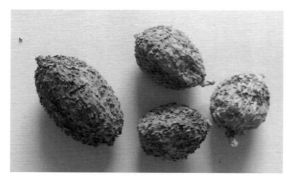

春砂仁

（四）巴戟天

中药巴戟天，为茜草科植物巴戟天的干燥根。巴戟天的根呈扁圆形或圆柱形，表面灰褐色，有粗而浅的皱纹，一小节一小节的，像鸡肠一样，有祛风的功效，所以又叫"鸡肠风"。巴戟天主产于广东、福建、广西等地，具有补命门之火、补肾阳、强筋骨之功效，常用于阳痿遗精、宫冷不孕、月经不调、少腹冷痛、风湿痹痛、筋骨痿软。巴戟天虽说在中国南方各地都可种植，但是在广东省德庆县高良、凤村、武垄等镇一带出产者为上等佳品。据史料记载，900多年前，德庆便开始人工栽培巴戟天。德庆县属南亚热带季风气候，日照充足，气候温和，热量丰富，雨量充沛，霜期短，适宜巴戟天生产。德庆巴戟天外观为扁圆柱形，略弯曲，直径0.5～2厘米，表面灰黄色或暗灰色，具纵纹及横裂

---

① 张丹雁、赖小平、熊清平：《四大南药——阳春砂》，湖北科学技术出版社，2016，第11页。

纹，有的皮部横向断离露出木部；质韧，断面皮部厚，紫色或淡紫色，易与木部分离，黄棕色或黄白色，直径1～5毫米。无臭，味甘而微涩。

1. 仙人赐药

关于巴戟天还有一个传说。相传在很久以前，深山中一位老山民因长期奔波劳碌，饱受风吹、日晒、雨淋、潮寒等侵袭，积劳成疾，腰背部常发生痹痛。一日，一位仙人恰巧路过，见其卧床呻吟，便问其究竟。仙人得知病况后寻了几味中草药，捣烂调好后在山民腰部敷上，对他说："此药可暂时缓解疼痛，但未可断根，明天你将我采挖的药与鸡肠风煲熟食用，才能药到病除。"临别时，仙人还将附近鸡肠风的所在地告诉了山民。山民忙感谢仙人并问其高姓大名，仙人告知叫李巴德后便扬长而去。之后，山民按照仙人的嘱咐服药，果然病愈。他便将此事告知附近其他山民，大家按方服用均有效果。为感谢仙人赐药解患之恩，当地便将鸡肠风命名为巴戟，即巴戟天，至此巴戟天成为当地神药。

2. 巴戟天的故事

225年，蛮王孟获犯境，诸葛亮亲率大军南征平叛。然而，在这次进军中，却有一段尴尬的插曲令诸葛亮啼笑皆非。那时，孔明率领的千名蜀军埋伏在大山中，想等待南蛮王孟获的兵马通过时一举将其擒获。结果由于过早暴露目标，孟获率军半路撤回，蜀军伏击未成。而让蜀军暴露目标的是一种给士兵充饥的茜草科植物。蜀军埋伏在山间密林里，饥饿难耐，于是就地取材，挖取一种肥壮植物的根以充饥，这种草根酸甜适中，食用后周身发热，下体勃起，经久不衰，难以忍耐，士兵们身不由己地呼出声来，结果吓跑了孟获的兵马。这种导致蜀军阳事勃发的草根，即是大山里的南药——巴戟天[①]。

---

① 张健主编《告诉您每一味中药的来历：讲故事学中药》第4册，山西科学技术出版社，2014，第123-124页。

3. 巴戟延寿

乾隆皇帝长寿的秘诀据说就和巴戟天有关。古代皇帝，后宫佳丽成群，过度的性生活往往导致他们体内的精气损伤，寿命不长。但是，清朝乾隆皇帝却一反常态，竟然到89岁才离开人世。乾隆83岁那年，看上去还很年轻。这一消息传到了英国，英国皇室感觉很好奇，于是派大使来中国探寻皇帝长寿的秘诀。乾隆的御医告诉大使，乾隆皇帝进食滋补品，其中有一味药就叫巴戟天[1]。

4. 古籍里的巴戟天

药王孙思邈在《千金方》中载巴戟天"治虚羸阳道不举，五劳七伤，百病能食下气方"。书中有巴戟天酒，即以酒浸泡巴戟天、生牛膝，温服，"常令酒气相续，勿至醉吐，慎生冷、猪、鱼、油、蒜。春七日，秋冬二七日，夏勿服"。

《本草新编》里认为巴戟天"甘温，补其火而又不烁其水之为妙……巴戟天正汤剂之妙药，温而不热，健脾开胃，既益元阳，复填阴水，真接续之利器，有近效而又有速功"。

5. 餐桌上的巴戟天

巴戟淫羊酒

配方：巴戟天、淫羊藿各250克，白酒1 500毫升。

功效：壮阳祛风。适用于性欲减退、风湿痹痛等。

制作方法：将上药切碎，与白酒共置入容器中，密封泡浸7日后即可饮用。每日早、晚各服1次，每次20毫升。

巴戟羊肉粥

配方：巴戟天、肉苁蓉各10～15克，精羊肉60克，粳米100克，葱白2茎，生姜3片，盐适量。

---

[1] 蔡宛如主编《药食同源》，浙江科学技术出版社，2019，第208页。

功效：补肾助阳，健脾养胃，润肠通便。适用于肾阳虚弱所致的女子不孕、男子阳痿、遗精、早泄、腰膝冷痛、小便频数、夜间多尿、遗尿以及老年人阳虚便秘等。

制作方法：分别将巴戟天、肉苁蓉、精羊肉洗净后细切，先用砂锅煎巴戟天、肉苁蓉，去渣取汁与羊肉、粳米同煮，待煮沸后，再加入盐、生姜、葱白煮为稀粥。每日1～2次，温服。5～7日为1个疗程。

巴戟菟丝酒

配方：巴戟天、菟丝子各125克，白酒2 500毫升。

功效：温补肾阳。适用于肾阳虚的阳痿、小便频数、夜尿多、头晕等。

制作方法：将上药加工捣碎，放入酒坛，倒入白酒，密封坛口，浸泡10日后即成。每日2～3次，每次10～15毫升。

巴戟苁蓉鸡

配方：巴戟天、肉苁蓉各15克，仔鸡1只。

功效：益肾壮阳。适用于肾虚阳痿。

制作方法：二药用纱布包扎，鸡去肠杂等，洗净，切块，加水一同煨炖，以姜、花椒、盐等调味。去纱布包后，饮汤食肉①。

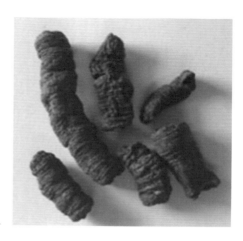

巴戟天

① 路臻、蒋红涛主编《神农本草经（上）》，光明日报出版社，2015，第237页。

（五）广佛手

佛手是枸橼的一个变种，又名佛手柑、福寿柑、五指柑、佛手橘、佛手香橼、飞穰等，为芸香科植物佛水的干燥果实，秋季果实尚未变黄或变黄时采收，纵切成薄片，晒干或低温干燥。药用佛手因产区不同而名称有别，产于浙江的称为兰佛手，产于福建的称为闽佛手，产于广东和广西的称为广佛手。广佛手以广东省肇庆市高要区所产质好量大，故称。广佛手片大质薄，多皱，长6～10厘米，宽3～6厘米，厚1～2毫米，黄边白肉，花纹明显，气味较淡薄，出口港澳及东南亚地区[①]。据记载，自唐宋年间，潮州人就开始用佛手柑制作凉果（老香黄）。到明代中期，潮州人制作佛手柑技艺已臻成熟，老香黄成为潮汕人每家必备之物。潮州佛手果老香黄制作技艺、老香橼（佛手瓜）制作技艺被列为广东省非物质文化遗产代表性项目[②]。广佛手味辛、苦、酸，性温，归肝、脾、胃、肺经。其果实、根、茎、叶、花均可入药，可理气化痰、疏肝健脾、和胃止痛。长久服之，则可益寿延年。佛手疏肝理气解郁的功效很好，可用于肝胃气滞、胸胁胀痛、胃脘痞满、食少呕吐、咳嗽痰多，阴虚有火、无气滞症状者要谨慎服用。

1. 药名传说

据传古时候，一座高山下住着母子二人。母亲年老多病，胸腹胀痛，苦不堪言。孝顺的儿子听说五指山上有一种能治母病的药果，但又不知其具体形状。于是他爬上了那座险峰，突然发现有一只老猴，双臂抱胸，不时喘气，不一会那猴张眼四处寻觅，后走近峰端上的一株果树，摘下树上的果子往嘴里送，不一会便见其气色大有好转。这个孝子

---

① 赵维臣主编《中国土特名产辞典》，商务印书馆，1991，第190页。
② 广东省非物质文化遗产保护中心：《广东非遗手信》，广东人民出版社，2019，第80-81页。

断定此果必是他母亲所需要的那种药果，便快步上前。只见那树挂着的果子形态各异，握者如拳，伸者似指，色呈金黄，其味清香扑鼻，于是他将果子摘下来，飞快跑回家，拿给母亲试服，果然见效。母子十分高兴，便用这种药果的种子在平地上培育出新的果树，用结出的果子治疗患有同样疾病的乡亲，并将果树取名为"佛手柑"。

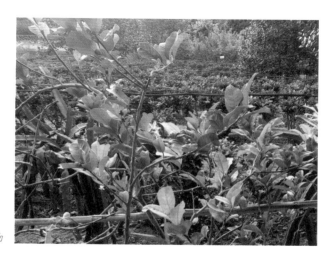

广佛手原植物

2. 果中仙品，世上奇卉

佛手原产于印度，于隋唐时传入我国。佛手果姿奇特，形、色、香俱美，为名贵的冬季观果盆栽花木，适用于居室案头欣赏。佛手在我国宋朝时期就已有栽培，宋代诗人晏殊《佛手花》诗曰："丹葩点漆细馨浮，苍叶轻排指样柔。香案净瓶安顿了，还能摩顶济人不？"诗人以优美的诗句描述了佛手花：佛手花的五枚花瓣上白下紫，馨香远播，玲珑可爱，苍翠的叶子排列成花序样。待到秋冬时节，所结的果实犹如佛祖的手一样，诗人将它盛在净瓶清供于香案之上，忽发奇想，佛手能不能对世人摩顶、普救众生呢？

佛手被称为"果中之仙品，世上之奇卉"，形状千姿百态，有的像小姑娘的纤纤玉手，有的像武术大师的充满力量的拳头，还有的融入了如来拈花一笑的禅意。佛手的叶色泽苍翠，四季常青，其花朵和花蕾亦可入药，称佛手花。佛手盆景枝叶繁茂，老干苍劲而古朴，是南派盆景中岭南盆景的名贵树种。岭南大地，佛手几乎处处可见，不光花市有，作为寺院的供养用果，还当仁不让地踏进了各处庙宇的门槛。无论是佛门清修之地，或是小小的案桌之上，纤纤佛指，都仿若是在指点迷津，开导信众明心见性，大彻大悟。李时珍认为佛手"虽味短而香芬大胜，置笥中，则数日香不歇。寄至北方，人甚贵重。古作五和糁用之"。又曰："其味不甚佳而清香袭人。南人雕镂花鸟，作蜜煎。"[1]

3. 古籍里的广佛手

李时珍的《本草纲目》载："枸橼产闽广间……其实状如人手有指，俗呼为佛手柑。"弘治《八闽通志》亦载："香橼，树有刺，叶大而微厚，实大者尺余，黄色，皮厚而香。可食。瓤微酸而苦。又有一种色味皆如香橼，形似人手，名佛指香橼，又名佛手柑，亦名花柑。"[2]

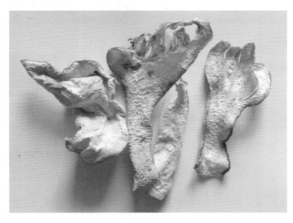

佛手（石文林摄）

4. 餐桌上的广佛手

佛手花和果实均可食用，可作佛手花粥、佛手笋尖、佛手炖猪肠

---

① 洪钧寿：《摩顶济人佛手柑》，《园林》2006年第12期，第56页。
② 广东省非物质文化遗产保护中心：《广东非遗手信》，广东人民出版社，2019，第80页。

等。佛手可理气宽胸、化痰消胀，适用于胸腹胀痛、神经性胃痛、呕吐、喘咳。佛手根主治脾肿大、癫痫等症。佛手花可疏肝解郁、开胃醒脾，适用于肝胃气痛诸症。

消化性溃疡食疗方

配方：广佛手20克，粳米100克。

功效：治疗气滞型消化性溃疡。

制作方法：先将佛手煎煮，去渣，再将粳米熬成稀粥，加入药液分2次服用，每晚1次当饭吃，共服5～7日[①]。

佛手片

配方：广佛手片适量。

功效：治疗梅核气。

食用方法：在口内嚼一片后，气即舒畅，食用较长时间可愈。每日可服3次[②]。

丹参饮

配方：紫丹参30克，广佛手10克，冰糖10克。

功效：治疗便秘。

制作方法：沸水泡15分钟。适用于肝气郁结、气滞血瘀便秘和女性情志郁结便秘等。

佛手香附三七炖鸡汤

配方：佛手10克，三七5克，香附10克，鸡肉250克，生姜少许。

功效：活血化瘀，行气止痛。适用于气滞血瘀型盆腔炎、附件炎、乳腺增生、月经不调的女性，表现为经前乳房或小腹胀痛、滞闷不适，经色瘀暗有血块。

制作方法：鸡肉洗净后切成小块，加入清水2 000毫升，煮开后将上述药材一同放入，同煮1小时后调味即可食用。（引自《环球

---

① 王智贤主编《王智贤老中医六十年杂病治验实录》，山西科学技术出版社，2006，第119页。

② 洪嘉禾主编《实用中医肝病学》，上海中医学院出版社，1993，第347页。

健康》）

木耳玫瑰炖瘦肉

配方：木耳6克，玫瑰6克，佛手6克，猪瘦肉150克，姜片适量，蜜枣2个。

功效：适用于肝气郁结者，症见婚久不育、精神抑郁、寡言少欢，或性急烦躁易怒、胸胁胀满不适、易叹息、嗳气不舒、舌淡苔白、舌边尖红、脉弦细等，以及由此导致的不育、阳痿、早泄。

制作方法：将猪瘦肉冲洗干净并切片，再与拣去杂质并洗净的木耳、玫瑰花、佛手、姜片、蜜枣放入炖盅内，加清水300毫升，隔水武火炖2小时即成①。

（六）何首乌

何首乌是蓼科蓼族何首乌属多年生缠绕藤本植物，块根肥厚，长椭圆形，黑褐色，生山谷灌丛、山坡林下、沟边石隙，产陕西南部、甘肃南部、华东、华中、华南、四川、云南及贵州。何首乌性微温，味苦、甘，可解毒、消痈、截疟、润肠通便。制何首乌可补肝肾、益精血、乌须发、强筋骨②。广东德庆产何首乌种植历史悠久，2018年7月3日，中华人民共和国农业农村部正式批准对"德庆何首乌"实施农产品地理标志登记保护。

1. 得名传说

何首乌名字的来由，还有一个美丽的传说。

唐朝的李翱在《何首乌传》中记载：何首乌者，顺州南河县人，祖名能嗣，父名延秀。能嗣原名田儿，生来体弱多病，至五十八岁尚未婚配。平时喜好道术，一日随师傅去深山采药，夜卧山石，忽见有藤

---

① 查保国、谭桂云、曾岚、沈瑞扬、张艺、沈坚华：《独具岭南文化特色的中医药膳在男科中的运用》，《中医药临床杂志》2019年第31卷第2期，第267–270页。
② 彭先鼇主编《百草养生逸闻》，人民军医出版社，2008，第95页。

二株，相距三尺余，苗蔓相交，久而方解，解了又交。田儿惊异，次晨挖掘其根，带回村中，无人认识。山中来了一位老者相告，此藤相交，必有异兆，恐是神仙赐药，田儿既然未育，何不服而试试。田儿听之有理，将此药研末，空腹酒服一钱（约3克）。服后身强体壮，精力充沛。后加到二钱，服一年，旧病皆愈，白发转黑，容面变少，十年之内生数男。又与其子延秀同服，父子二人均活了一百六十岁，延秀生首乌，首乌一百三十岁时发黑。其乡里李安期，与首乌亲善，窃得秘方，服之亦长寿。李安期之子李翱著书而流传，并将其藤名为夜交藤，其根为何首乌，以野生五十年以上者为佳。

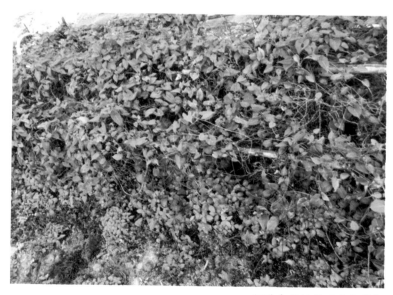

何首乌原植物（夜交藤）

2. 诗咏何首乌

历代对何首乌多有诗句流传。李翱，唐代进士，韩愈之徒，学古文，曾任朗州刺史。一次为采何首乌，至朗州药山，向老道问路，老道以手指上指下，李翱不解其意。老道说："云在天，水在瓶。"李翱顿然醒悟，即作诗谢之：

练得身形如鹤形，千株松下两途径。

我来问道无余说，云在青天水在瓶。

李翱按照老道指点，一夜登上山顶，云开见月，山顶上有一池青水，池旁长满何首乌。李翱大笑，采药归时又写了一首诗：

选得幽居惬野情，终年无送亦无迎。

有时直上孤峰顶，月下按云笑一声。

后李翱长寿而终。

宋代文同写《寄何首乌与友人》长诗一首云：

此草有奇效，尝闻于习上。陵阳亦旧产，其地尤所宜。

翠蔓走崖壁，芳丛蔚参差。下有根如拳，赤白相雄雌。

斸之高秋后，气味乃不亏。断以苦竹刀，蒸曝凡九为。

夹罗下香屑，石蜜相和治。入臼杵万过，盈盘走累累。

日进岂厌屡，初若无所滋。渐久觉肤革，鲜润如凝脂。

既已须发换，白者无一丝。耳目固聪明，步履欲走驰。

十年亲友别，忽见皆生疑。问胡得尔术，容貌曾莫衰。

为之讲灵苗，不为世俗知。盖以多见贱，蓬藋同一亏。

君若听子服，此语不敢欺。勿信柳子厚，但夸仙灵毗。

3. 古籍里的何首乌

明代李时珍云："此药流传虽久，服者尚寡，嘉靖初，邵应节真人以七宝美髯丹方上进，世宗肃皇帝服饵有效，连生皇嗣，于是何首乌之方，天下大行矣。"

明代倪朱谟《本草汇言》云："何首乌，初十年如弹如粟，五十年如拳，百年如碗，力足矣。百年外不复发苗，根渐腐败。如山间偶得栲栳大、斗大者，苗叶藤茎酷似何首乌，实非何首乌也。"

4. 餐桌上的何首乌

没有炮制的何首乌称为生何首乌，经过炮制的何首乌叫作制何首乌，但要注意的是，何首乌，尤其是生何首乌，不宜长时间大量服食，否则会引起肝功能受损。

何首乌补肾酒

配方：制何首乌30克，熟地黄30克，白酒1 500毫升。

功效：滋补肝肾，养阴安神。

制作方法：将制何首乌、熟地黄洗净，沥干，放入干净的器皿中。倒入白酒浸泡，密闭，浸泡2周后即成。每日1次，每次饮用15～30毫升。

高脂血症食疗方一

配方：制何首乌20克，山楂片15克，陈皮丝10克，白鲤鱼1条（约350克），料酒、葱花、姜末、食盐、味精、五香粉、芝麻油各适量。

功效：补益肝肾，养血生精，理气活血，去脂降压。适用于肝肾阴虚型、气滞血瘀型高脂血症。

制作方法：白鲤鱼去鳞、鳃、内脏后入盘，其余各味拌匀撒在白鲤鱼上，入笼蒸半小时即可。每日1剂，分2次佐餐食用，可常用。

高脂血症食疗方二

配方：制何首乌30克，女贞子、生地黄、熟地黄各15克，鸽蛋4枚，蜂蜜适量。

功效：滋补肝肾，去脂降压。适用于肝肾阴虚型高脂血症。

制作方法：前4味水煎取汁2次，合并药汁，入鸽蛋煮熟，去壳后再煮片刻，加蜂蜜调味即可。每日1剂，分2次食用，连用10日为1个疗程[①]。

首乌鸡丁

配方：何首乌50克，净鸡肉500克，净冬笋50克，鲜辣椒100克，精盐8克，味精2克，黄酒10毫升，酱油2毫升，淀粉15克，精制植物油25

---

① 陈惠中、陈斌主编《高脂血症用药与食疗》，金盾出版社，2019，第51页。

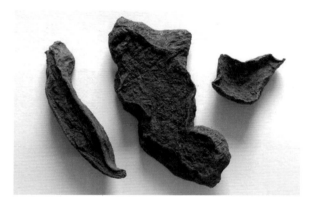

克，葱花、生姜末各适量。

功效：滋养肝肾，补精填髓，增强免疫力。

制作方法：将何首乌刷洗净，放入砂锅里煮好，滗出煎汁。把鸡肉洗净，切成丁，放入碗中，加入黄酒、味精、精盐，用淀粉上好浆。冬笋先用温开水泡开，再用清水洗净，沥干水，切成丁。鲜辣椒去蒂，去子，用清水洗净，切成丁。炒锅洗净，放油烧热，将浆好的鸡丁下油锅炸，熟后倒入漏勺。锅中留少许底油，入葱花、生姜末煸出香味，再投入鸡丁、黄酒、精盐、酱油及何首乌汁，快速颠炒，入味后用淀粉勾芡，出锅装盘即成。

何首乌

（七）广藿香

广藿香是唇形科植物广藿香的干燥地上部分，又名藿香、枝香。原植物为多年生芳香草本或半灌木。茎直立，高0.3～1米，四棱形，分枝，被绒毛。叶圆形或宽卵圆形，对生，皱缩成团，展平后叶片呈卵形或椭圆形，两面均被灰白色绒毛；先端短尖或钝圆，基部楔形或钝圆，边缘具大小不规则的钝齿。气香特异，味微苦。揉之有香气。花冠唇形，淡紫红色。小坚果椭圆形。

藿香主产于广东，台湾、海南、广西、云南等地亦有栽培。按产地不同分为石牌广藿香和海南广藿香等，其中广州石牌产的广藿香质量较优。藿香性温，味辛，可芳香化湿、和中止呕、发表解暑。藿香是夏天感冒、腹泻、呕吐、中暑常用到的一味中药，鼎鼎大名的"藿香正气丸"就以它为主药。藿香叶偏于发表，藿香梗偏于和中。鲜藿香解暑之力较强，夏季泡汤代茶，可作为清暑饮料。

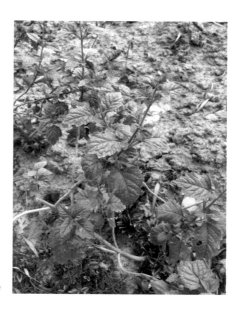

广藿香原植物

1. 药名传说

关于藿香名字的来源，有一传说。很久以前，深山有一户人家，哥哥外出从军，留下姑嫂二人相依为命。一天嫂子劳累中暑，病倒在床。小姑子藿香不顾年幼，进山为嫂嫂采药，直到天黑才赶回家中。藿香一进家门，只见她手里提着一小筐药草，两眼发直，瘫倒在地。嫂嫂强行从床上爬起，扶住小姑子。询问后才知小姑子在采药途中，不慎被毒蛇咬伤。嫂嫂顿时泪流满面，愧疚不已。嫂子喝完藿香采回来的药草熬成的汤药，病好了，藿香却永远离开了人世。为了记住这位勇敢坚韧的小姑娘，人们便将此药取名"藿香"。

2. 从藿香到香水

藿香原产于印度尼西亚，在印度种植的历史也非常久远。藿香传入欧洲时并没有引起很大的关注，因为新鲜的广藿香植株几乎没有气味，它的气味只有在发酵后才能形成。到了19世纪，英国人发现它的干叶比新鲜叶片要香得多，于是就用它来做衣柜熏香，或制作"百花香"。在法国，人们发现从印度进口的开司米披肩外包裹广藿香叶会因此散发一种厚重的气味[①]，之后逐渐产生了以广藿香为主要原料的香水、精油。

3. 古籍里的广藿香

藿香药用之名，始载于汉杨孚的《异物志》："藿香交趾有之。"其后《南方草木状》载："出交趾、九真诸国。"交趾，又名"交阯"，位于今越南北部红河流域。宋代，广藿香从南洋传入中国。

藿香在《异物志》中的记载

---

① 塞尔日·沙：《芳香植物》，刘康宁译，生活·读书·新知三联书店，2019，第121页。

4. 餐桌上的广藿香

广藿香洗净，煎汤漱口，可以清洁口腔，治疗口臭[①]。新鲜的藿香还可以用来做凉拌菜，也可以用来煮粥、煲汤、制作糖水等。藿香是广东餐桌上的常见食品。

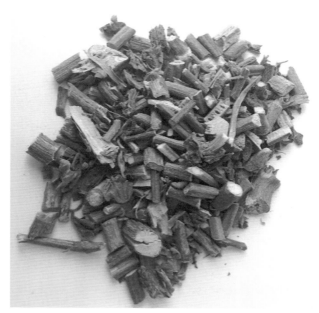

广藿香

藿香薏米汤

配方：藿香3克，薏苡仁60克。

功效：润肤色。适用于黄褐斑、面色无光泽或时间较长的痤疮与黯痕。

制作方法：将薏苡仁淘洗干净，加水适量煎煮1小时至米烂即可。在关火前15分钟，把用纱布包好的藿香投入锅中，关火后，去掉纱布

---

① 冼建春、邓中光、邱仕君主编《邓铁涛中草药与验方图谱》，福建科学技术出版社，2018，第165页。

包，吃米喝汤①。

七鲜汤

配方：鲜广藿香、鲜佩兰、鲜建兰叶、鲜荷叶、鲜生地黄各6克，鲜何首乌5克，鲜梨汁10克。

功效：解暑化湿。适用于夏季伤暑，身热心烦口渴、尿短赤，或见困重吐泻、食欲减退等症。

制作方法：鲜生地黄及鲜何首乌先煎15分钟，再下其他药同煎5分钟，取汁，调入鲜梨汁即可食用。

广藿香粥

配方：广藿香20克（鲜品40克），粳米100克，红糖适量。

功效：祛湿健胃，益脾消满，辟秽和中，发表解暑，止吐泻。适用于胃脘胀满、纳呆、恶心呕吐、泄泻溏便、外感风邪、病毒上感。

制作方法：先将广藿香洗净放入锅内，加红糖适量，煎煮5～6分钟，去渣留汁。将粳米洗净放入锅内，加适量清水，置武火上煮沸后，用文火煮成烂粥，把药汁加入粥中，稍煮片刻即得。

广藿香芦根饮

配方：鲜广藿香30克，鲜芦根30克（干品可减半）。

功效：化湿和中。对肝胃失和，伴恶心呕吐，因肝炎而致的胁痛颇为适宜。

制作方法：水煎煮，每日2～3次，连服7～10日。

广藿香薏苡仁西瓜汁

配方：广藿香15克，薏苡仁20克，生姜汁、西瓜汁适量。

功效：解表化湿，清解暑热。内蕴暑热、外感寒湿者服之尤宜。

制作方法：水煎前2味，去渣留汁，加入适量生姜汁、西瓜汁即成，适量服用②。

---

① 韦桂宁主编《美容护肤养颜中草药妙用》，军事医学出版社，2016，第114页。

② 王柳萍、陈明伟主编《食用中药商品》，广西科学技术出版社，2015，第20页。

（八）沉香

　　沉香为瑞香科植物白木香含有树脂的木材，常用别名有沉水香、沉香木。沉香自古以来便被列为众香之首，也是唯一能从腐朽中孕育芬芳，借创伤缔造永恒的大自然造物。早在2 000多年前的汉朝，沉香就作为香料随佛教一同传入中原，用来供佛。贵族阶层将它焚烧于炉中用来辟邪、除秽、熏香等。慢慢地，人们认识到沉香能美化居室、养生疗疾、祛疫辟瘟，治疗气滞腹痛、胃寒呕吐、肾虚喘咳等，因而逐步作为药物使用。

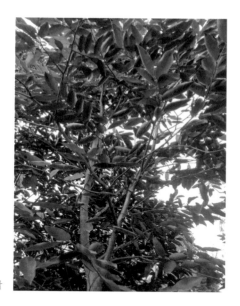

沉香树

　　沉香味辛、苦，性微温，能行气止痛、温中止呕、纳气平喘，主要分布于广东、海南、广西、福建等地。东莞的沉香非常著名，简称"莞香"。东莞那一带的土质适合沉香树的生长，其作为香料品质最好，名闻全国，是古时候上贡的佳品。宋代时广东各地已普遍种植沉香，尤其是莞邑。据称当时莞香十分贵重，有"一两香等于一两银"之说。到了明清时期，东莞寮步的香市，与罗浮山的药市、广州的花市和合浦的珠市，形成岭南四大名市。莞香不仅畅销内地，还经加工后由人力挑到香港出售，大量远销东南亚乃至西亚等地区。香港也因此而得名，意为运香、贩香之港。

1. 苏轼与沉香

宋代，焚香被列为四大雅事之一，在宋时的文化风韵中留下了浓重的一笔。著名的文人大家苏轼，就与沉香结下了一段奇缘。苏轼被贬海南时，发现此地多香，但却遭到乱砍滥伐。目睹沉香被"竭泽而渔"，出于对沉香的关爱与重视，他作诗抨击乱砍沉香的行为，诗曰："沉香作庭燎，甲煎纷相如。岂若炷微火，萦烟袅清歌。贪人无饥饱，胡椒亦求多。朱刘两狂子，陨坠如风花。本欲竭泽渔，奈此明年何？"一块好的沉香，要经历几百上千年的岁月洗礼，好像一段文明的积淀。苏轼感叹沉香，抨击时人，又何尝不是对国家前途的担忧？

2. 认识沉香

沉香树一般历经数十年，会有比较发达的树脂腺。沉香树的树干损伤后，如被真菌寄生，在菌体的作用下，薄壁细胞贮存的淀粉产生一系列变化，形成香脂，再经过漫长时间的沉积变为沉香。所以古人称赞沉香"集千百年天地之灵气"。本品呈不规则片状、长条形或类方形小碎块状，长0.3～7.0厘米，宽0.2～5.5厘米。表面凹凸不平，有的有刀痕，偶有孔洞，可见黑褐色树脂与黄白色木质部相间的斑纹。质较坚实，刀切面平整，折断面刺状。气芳香，味苦。

国产沉香呈不规则的块状、片状或盔帽状，大小不一。剔去朽木部分，具长短不一的纵沟及纵棱。表面具凹凸不平的加工的刀痕，可见黑褐色树脂与黄白色木质部相间的斑纹。含油足的木质部黑棕色，微有光泽，含油较少的木质部淡褐色，不含油的木质部黄白色，色深浅交错，形成纵顺花纹或花斑纹；虫伤及创伤部分黄褐色，显粗糙的枯朽样，凹凸不平或有孔洞；并常附带有微量泥土。质较轻，有特殊香气。含油足者质坚重，入水下沉或半沉。易点燃，烧时发浓烟，有黑色油状树脂冒出，并有浓郁香气四溢。气芳香，味微苦。

进口沉香呈长块状，两端锯齐，间有圆柱状或不规则片状。表面黄褐色，木纹粗糙，纵纹顺直明显，可见棕黑色顺直的树脂线。断面可见多数棕黑色树脂线点。质较坚硬，气芳香，燃烧时香气更浓，味微苦，以色黑体重、树脂显著、入水下沉者为佳[①]。

3. 古籍里的岭南沉香

沉香载入药用本草，始见于《名医别录》，书中载沉香与"熏陆香、鸡舌香、藿香、詹糖香、枫香并微温。悉治风水毒肿，去恶气"。随后生活于五代的香药商人李珣在《海药本草》指出沉香"按《正经》生南海山谷"，宋《本草图经》载有"今惟海南诸国及交、广、崖州有之"，可见至宋代，沉香的供应渠道已发展为进口与国内种植两种。据考证，进口沉香多为沉香木，国内种植基源树种多为白木香。《本草纲目》言其"主治上热下寒，气逆喘急，大肠虚冷，小便气淋，男子精冷"。

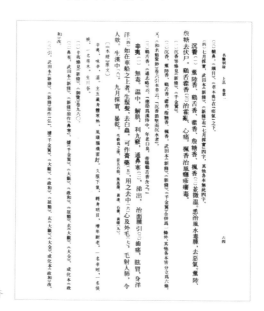

《名医别录》中载有沉香

① 张贵君主编《精编中草药彩色图谱》，中国医药科技出版社，2016，第411页。

沉香产地最早记载于西晋嵇含所著的《南方草木状》："交趾有蜜香树……"交趾即今越南北部红河流域。

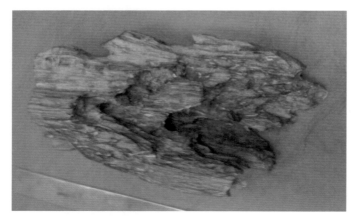

沉香

4. 餐桌上的沉香

沉香粥

配方：沉香2克，大米100克，白糖适量。

功效：行气止痛，降逆调中，温肾纳气。

制作方法：将沉香择净，研为细末。大米淘净，放入锅内，加清水适量煮粥，待煮至粥熟时，调入白糖、沉香末，再煮一二沸即成。每日1剂，连续服3～5日[1]。

沉香茶

配方：沉香15克，乌药10克，木香15克，槟榔15克，陈皮6克。

功效：治疗寒凝气滞、胸腹胀闷作痛、食少、食后腹胀等。

制作方法：水煎取汤当茶饮[2]。

桂枝沉香煮牡蛎

配方：桂枝10克，沉香6克，牡蛎肉300克，绍酒、葱各12克，盐、

---

[1] 张贵君主编《精编中草药彩色图谱》，中国医药科技出版社，2016，第411页。

[2] 叶建洪：《家庭实用中草药手册（上）》，广州出版社，2001，第389页。

胡椒粉各3克，味精2克，姜4克，鸡油25克。

功效：化瘀，止痛，理血。适用于胸痹型冠心病患者或输血后患者。

制作方法：牡蛎肉洗净，切成薄片；桂枝洗净，去杂质；沉香打成粉；姜拍松；葱切段。各种食材与绍酒同放在炖锅内，加清水800毫升，武火煮沸后，再用文火炖煮30分钟，加入盐、味精、胡椒粉、鸡油搅匀即成①。

（九）岭南草药

岭南植株丰茂，四季常青，气候不同于中原，因此形成了独特的岭南草药家族。

1. 五指毛桃

五指毛桃又名五指牛奶、五爪龙、佛掌榕。虽然其名中有桃，但不是桃，而是属于桑科植物。五指毛桃广泛分布于以粤东梅州客家地区为主的山上，自然生长于深山幽谷中，因其叶片像人的五指，且叶片有细毛，结的果实又有点像毛桃，故名五指毛桃。五指毛桃可以祛风除湿、健脾补肺、舒筋活络，也可食用，例如产后无乳，可用五指毛桃炖猪脚服用。邓铁涛认为五指毛桃可健脾补肺，补而不燥，是一味很好的补益药物。

五指毛桃煲猪脊骨

配方：五指毛桃30～60克，猪脊骨120克，大枣、生姜、食盐适量。

功效：健脾益气，补而不燥。适用于有四肢无力、神疲气短、体弱消瘦等气虚体质人群。

制作方法：将五指毛桃洗净，若是鲜品，需蒸晒去青味，方能为饮片药用。全部食材加水四碗约1 000毫升，煲滚后慢火煎煮至一碗约250毫升。

---

① 彭铭泉主编《常见病四季养生药膳全书》，人民军医出版社，2006，第336页。

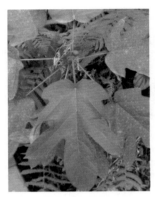
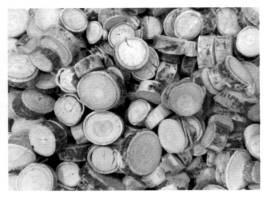

五指毛桃叶（石文林摄）　　五指毛桃根

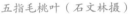

邓铁涛题字

2. 独脚金

独脚金别名干草、火草、疳积草，为玄参科植物独脚金的干燥全草，大部分生于山坡石缝沟谷之中，生长之处多比较阴湿。独脚金能清热消积，可以药食两用，例如用独脚金配家禽家畜的肝脏炖汤可治夜盲，或者用独脚金炖蜜枣排骨，可以清热去火、疏肝解郁。客家人喜欢煲独脚金田鸡汤治疗疳积，疗效颇佳，或者煲独脚金母鸡汤、独脚金瘦肉汤清肝热、健脾开胃。

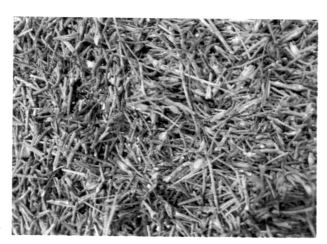

独脚金

独脚金瘦肉汤

配方：独角金10克，猪瘦肉50克，盐适量。

功效：健脾疏肝，清热去火。适用于脾气急躁、食欲差、形体瘦弱者[①]。

制作方法：独脚金、猪瘦肉放入锅内，加清水3碗，煎至1碗，用盐调味。喝汤。

3. 珍珠草

珍珠草别名阴阳草、真珠草、叶下珠。因其叶子下长着一颗颗的果实，形如珠子而得名。珍珠草为大戟科叶下珠属植物叶下珠的全草或者带根全草。《生草药性备要》中载："（珍珠草）治小儿疳眼、疳积，煲肉食或煎水洗。"其味甘、苦，其性凉，归肝、肺经，可以清热解毒、利湿退黄、明目消积，因其苦凉，故阳虚体弱者要谨慎服用。

---

① 许华主编《药膳食疗育儿壮》，中国中医药出版社，2017，第65页。

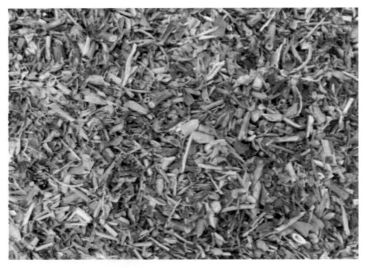

珍珠草

珍珠草猪肝汤

配方：鲜珍珠草30克，猪肝100克。

功效：和血解毒，养血解毒，养肝明目。适用于小儿疳积。

制作方法：猪肝洗净切片。将猪肝和珍珠草同放入锅里，加水适量，煎汤[①]。

4. 布渣叶

本药为椴树科破布叶属植物破布树的叶，又名蓑衣子、破布叶、麻布叶、烂布渣。其主要分布于我国广东、海南、广西、云南等地，尤以广东省分布广、产量大、资源丰富，广东的阳西、湛江是其主产地，故岭南本草书中常有记载，如《生草药性备要》中载其"味酸，性平，无毒，解一切蛊胀，清黄气，消热毒，作茶饮，去食积，又名布渣"。《本草求原》则说："破布叶，酸、甘、平，解一切蛊胀药毒，清热，消食积，黄疸，作茶饮佳。"布渣叶归脾、胃经，可消食化滞、清热利湿。可以用来做茶、糖水等。

---

① 名师文化生活编委会：《儿童食疗新知全书》，辽宁科学技术出版社，2013，第215页。

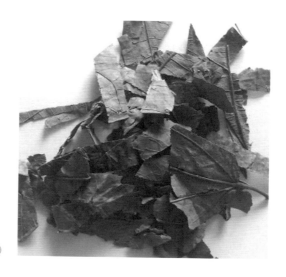

布渣叶（石文林摄）

布渣叶茶

配方：布渣叶10克，绿茶适量。

功效：消滞除积，和胃降逆。可用于小儿呃逆。

制作方法：将布渣叶和绿茶同入热水瓶内，冲入开水1 000毫升，当茶饮用，每次饮数口。

5. 木棉花

木棉花是广州市、高雄市、攀枝花市的市花，深受大家的喜爱。它的花红艳但不妖冶，也不媚俗，凋落后，不褪色，不萎靡，一地鲜红，犹如壮士的鲜血染红了大地，故别名"英雄花"。邓铁涛还曾经为这"英雄花"写过一首诗："我爱看白云山上的云，我爱听珠江的流水声，我更爱看越秀山上那劲直的红棉，在春浓时候朵朵血红，像沾满烈士鲜血的画笔，刻画出社会主义羊城新景色！"木棉花不仅可用于观赏，亦可药用。其性凉，味甘淡，归肝经，可以清热利湿、解暑、解毒、止血，适用于泄泻、痢疾、痔疮出血等。民间有许多关于木棉花的小验方，例如木棉花、金银花、凤尾草在一起可以治疗痢疾。广东常用的凉茶五花茶，其中之一即木棉花。木棉花还可以用来煲汤、煲粥。

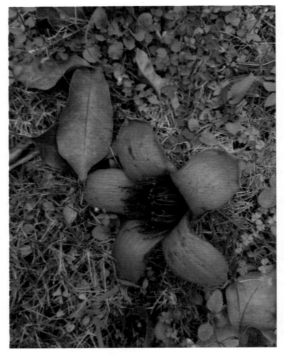

木棉花（石文林摄）　　　　　　　　　邓老为木棉花写诗图

木棉花陈皮粥

配方：鲜木棉花3朵，陈皮5克，大米100克。

功效：健脾除湿，凉血止血。用于脾虚痰多、咳嗽、咽喉不利、疮毒、金疮出血、湿热痢疾等的食疗。

制作方法：先将鲜木棉花、陈皮洗净，放入适量水煎熬20分钟后，去渣取汁，再将大米淘净，加入药汁中煮粥，待大米烂熟时即可食用。服用时可适当佐以调味品。

6. 救必应

救必应又名白木香、羊不吃、七星香、铁冬青等，味苦，性寒，具有清热解毒、利湿、行气、止痛之功，客家地区传统保健茶——竹壳茶中就有它。民间小验方颇多，单味就可以用来治疗感冒发热、湿疹、烫伤等。

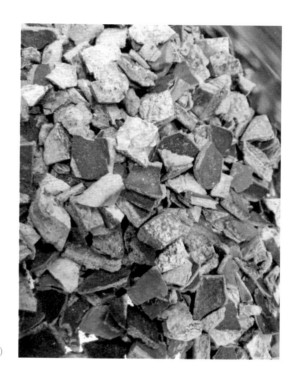

救必应（陈晓静摄）

救必应瘦肉汤

配方：救必应15克，土茵陈12克，新鲜猪瘦肉200克。

功效：清热祛湿。用于湿热胃痛的食疗。

制作方法：各种食材同放进汤煲内，再加进适量清水，中火煲汤约1小时。然后调味，饮汤食猪瘦肉。

7. 千斤拔

千斤拔别名金鸡落地、土黄鸡、透地龙、老鼠尾、千里马等，《岭南本草》载："其根单一，入地深长，上粗下细如鼠尾状，难以拔起，故称千斤拔、一条根、老鼠尾等。治疗风湿筋骨疼痛及产后关节痛，可以用千斤拔同猪蹄一起，以酒、水各半炖烂，去渣食肉及汤。"

千斤拔牛骨汤

配方：牛骨500克，千斤拔30克，牛大力30克，生姜5片。

功效：补益肝肾，祛风强骨。适用于肝肾虚或风湿日久之腰腿痛。

制作方法：选鲜牛骨洗净、斩碎，千斤拔、牛大力、生姜洗净。把全部用料放入锅内，加清水适量，武火煮沸后，文火煲3～4小时，调味供用[①]。

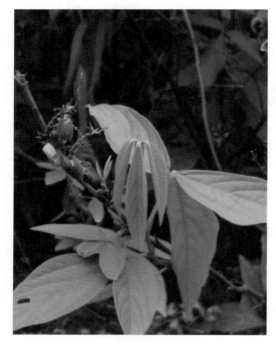

千斤拔原植物（石文林摄）

8. 牛大力

牛大力别名山莲藕、美丽崖豆根、大力薯等，为豆科崖豆藤属植物崖豆藤的根。本品性平味甘，可以补肺滋肾、舒筋活络。民间治疗白带过多，可以用牛大力、猪瘦肉，加水炖烂，食肉及汤。

牛大力枸杞煲猪尾汤

配方：猪尾250克，猪脊骨100克，牛大力12克，枸杞子5克，姜10

---

① 周凡主编《壮阳补肾益补汤》，广西科学技术出版社，2003，第80页。

克，葱10克，盐8克，鸡精3克。

功效：补肝肾，强筋骨，健脾益气。

制作方法：将猪尾处理干净，砍成段，猪脊骨砍成块，姜去皮切片，葱切成段。锅内烧水，待水开后，投入猪尾、猪脊骨，用中火焯水，去净血渍，倒出洗净。另取瓦煲一个，加入猪尾、猪脊骨、牛大力、枸杞子、姜、葱，注入适量清水，用小火煲约3小时，然后调入盐、鸡精，即可食用[1]。

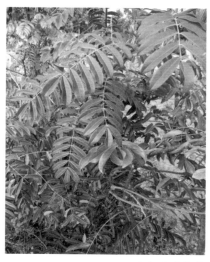
牛大力原植物

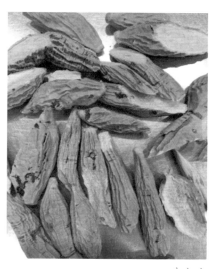
牛大力

9. 田基黄

田基黄别名地耳草、黄花草、黄花仔、雀舌草、寸金草、禾霞气，为藤黄科金丝桃属植物田基黄的干燥全草，始载于《生草药性备要》。其味甘、淡，性微寒，归肝、脾经，可清热解毒、利湿退黄、消肿散瘀，适用于湿热黄疸、肠痈、目赤肿痛、热毒疮痛，外用治痈疖肿毒、外伤积瘀肿痛、毒蛇咬伤、带状疱疹。田基黄为退黄之要药，对急性黄

---

[1] 钟秀华：《四季靓汤》，广东人民出版社，2010，第199页。

疸性和非黄疸性肝炎、迁延性和慢性肝炎等疾患均有较显著疗效。据药理研究，田基黄有消炎解毒、抑菌、兴奋平滑肌和降压作用，可用于上述疾病的食疗。

鸡蛋田基黄

配方：鲜田基黄120克（干品60克），鸡蛋2个。

功效：清热解毒，利湿养肝。适用于急慢性肝炎、早期肝硬化、阑尾炎、蛇咬伤等的食疗。

制作方法：鸡蛋洗净，与鲜田基黄同煮至鸡蛋熟，取出去壳。复入锅内再煮片刻。饮汤食蛋。每日1次，连服5～7日[1]。

岭南草药家族的成员数不胜数，它们简便效廉，被广泛应用于临床和食疗。

---

[1] 王者悦主编《中国药膳大辞典》，中医古籍出版社，2017，第680页。

四、岭南特色技艺

技艺蕴含着技术与工艺。中医学是实践性学科，在其传承发展过程中，逐渐形成一批操作方法相对固定、制备工艺相对明确的技艺形态，呈现出代际传承鲜活体态。在岭南医学史上，也有一系列特色技艺，被以非物质文化遗产的形式呈现，体现了其技术意义及文化价值。本章选取国家级、省级中医类非物质文化遗产中岭南本土原创性技艺代表作，从诊法、针刺疗法，以及丸、散、膏、酒、油、茶、传统制剂等方面进行介绍。

（一）邓铁涛中医诊法①

邓铁涛是现代中医诊断学科的奠基者，他主编的《中医诊断学》奠定了现代中医诊断学的学科范式。他主张中医诊断学应诊法与辨证结合。中医诊断学不宜分为中医四诊学与中医辨证学，因为它们在临床实践中是用临床思维紧密地贯穿在一起的，是互相参合、互相补充、互相促进的一个整体。它是一个你中有我，我中有你，不断补充、纠错、完善而臻于正确辨证的过程。只有这样才有利于中医诊断学的发展。清代的医学教材《医宗金鉴》只有《四诊心法要诀》，所以以前中医诊断只有四诊——望闻问切。其实中医的要点还是在辨证论治。所以后来邓铁涛就加了两个内容：一个是诊断方法，一个是辨证论治。四诊资料的收集是一部分，但是分析这些资料和判断更重要，所以当时他写的教材都有诊法的运用，辨证有八纲辨证，又有六经辨证、卫气营血辨证、三焦辨证，还有脏腑辨证、经络辨证等。选择什么辨证方法是很重要的，所以他的诊断学是跟前人不同的。他就把中医本来有的这一块挪过来，突出来，这是他的一个发明创造。

注重阳性症状在疾病诊断中的作用。如"舌白如霜"这一个特征性体征，过去舌诊的文献很少提到，邓铁涛认为此是水湿内停之故。他

① 邱仕君、刘小斌、邓中光主编《万里云天万里路：国医大师邓铁涛师承团队学术精华》，广东科技出版社，2018，第565–567页。

曾诊治一患尿闭青年军人，每天靠导尿管排尿，会诊时见其脉缓，苔白如霜，辨证为水湿内停，肾不化气，故用五苓散治之，服一剂后不用导尿，而自行排尿了。病者自述服药约2小时后自行小解，先排出一些气，随即便有尿液排出，继服3剂便痊愈出院。这个病例"苔白如霜"给他的印象很深。后来又诊治一患者，患者因患眩晕症屡治不效，用除痰湿的办法治疗亦不见效，后来细为诊察，发现其"苔白如霜"，始忆起上一病例苔亦如此，即改用五苓散治疗，十剂而瘥。

1976年，日本学者松本克彦将邓铁涛主编的《中医诊断学》教材翻译成日文，并在"后记"中写道："本书并非仅仅是一册中医诊断技术的解说书，也不仅仅是一册后世方派的入门导读。如果能为有心的读者带来一些启示，才是作者所衷心期待的。"1999年，美国学者Marnae Ergil将邓铁涛主编的《实用中医诊断学》重译为英文版*Practical Diagnosis in Traditional Chinese Medicine*，并在"译者引言"中称："我以原译本为蓝本，承担了重译的工作。我之所以接受重译的任务，是因为我觉得这本书填补了现有英文课本的一大空白。"

2007年，邓铁涛被选为"国家级非物质文化遗产项目（中医诊法）代表性传承人"。

（二）岭南骨伤

岭南中医骨伤与南派武林文化有很深的渊源，以精确的理伤手法及独特的固定方法、有效伤科药剂著称于世。拥有蔡、管、李、梁、何五个大分支及诸多骨伤名家。从地域分布上看，主要集中在广州西关和佛山南海两地，故岭南骨伤科学术流派可分为西关骨伤和佛山骨伤两大流派，现分述如下。

1. 西关骨伤，名医荟萃

广州西关（即今荔湾区）毗邻珠江，明清以来成为内通中原、外接海外的重要口岸，亦是广府文化的重要发源地。在近百年的风云岁月中，西关曾医馆林立，名医荟萃。当时闻名省港澳的众多正骨名家（黄飞鸿、何竹林、李广海、管霈民、蔡荣、李家裕、何应华）均在西关设馆行医。他们通过传嗣授徒拥有了大批的传人，形成了绵延不断的岭南西关正骨学术流派，故当时有"省港名医出南海，南海名医集西关"一说[1]。西关正骨以理伤手法、杉皮夹板、伤科名药为治伤"三绝"，以技出准巧、药选精良、求精尽善、重情守义为医术之真谛，在广东群众中享有很高的声誉[2]。

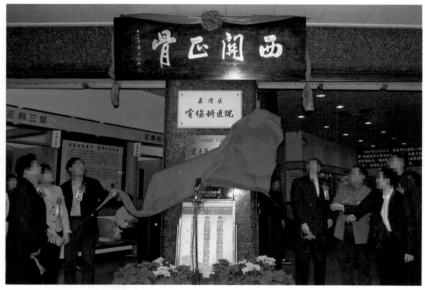

西关正骨于2009年入选广东省非物质文化遗产

（1）理伤手法

理伤手法尤重筋骨解剖，具有复位准确、愈合快的特点，代表手法包括：李氏"手法治疗椎动脉型眩晕"，其旋、推、顶、压、扳、抖、

---

① 贡儿珍主编《广州非物质文化遗产志（下）》，方志出版社，2015，第1105页。

② 李主江、张宜新：《岭南西关正骨名家经验选萃》，2011年中华名中医论坛暨发挥中西医优势防治肿瘤高峰论坛论文，福州，2011，第84页。

牵、按八法独特；何氏"肩关节脱位旋转复位法""颞颌关节脱位一抹嘴复位法""桡骨下端骨折牵伸端提整复法""肱骨髁间粉碎性骨折练功逐步复位法"和"腰肌劳损点按理伤法"；彭氏理伤手法，法随手出，手到病除；黄氏点穴按摩法，局部与整体兼治；张（宜新）氏"药棒理伤法"；等等。举何竹林整复颞颌关节脱位为例，分口腔外、口腔内两种。

①口腔外复位（"一抹嘴"法）。患者端坐凳上，头、背部靠墙。术者立于患者前方，用手指揉按患侧"颊车"穴片刻；左手固定枕部，右手掌托住患者下颌骨前部向上用力，让患者尽量形成闭口位，同时向后方用力推动，这时术者手掌有骨头滑动"入臼"感，即复位成功。该口腔外复位法的关键：将颞颌关节脱位时处于张口位前移的下颌头（髁突），通过手法托起下颌骨前端令其闭口，减少下颌头（髁突）与颞骨关节结节的阻力，从而有利于复位。

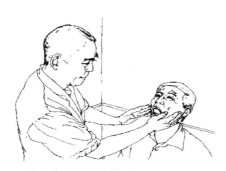

揉按患侧"颊车"穴

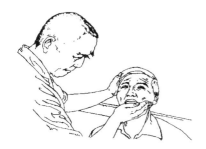

左手固定枕部，右手上托下颌前端

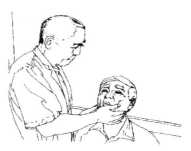

右手同时后推下颌骨，即可复位

②口腔内整复颞颌关节双脱位。患者坐于矮凳上，头靠墙壁。术者立于患者对面，左、右拇指缠纱布后置于下颌骨两侧后端磨牙面；其余四指紧握下颌体，使下颌前端呈闭口状，拇指下按的同时将下颌体往后推送，瞬间下颌骨髁突即滑回下颌窝内。

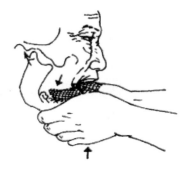
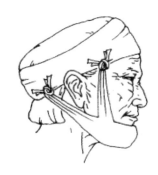

颞颌关节前脱位手法整复　　　　　　颞颌关节前脱位整复后固定

口腔内整复手法须注意：术者害怕双手拇指被咬伤，常错误地令患者把口张大，这时大张口的动作与颞颌关节脱位的病理过程相同。因下颌骨的后端为髁突，张大口时其髁突的位置则移向前方，正好顶住关节结节，咀嚼肌处于紧张状态，术者此时欲将下颌骨向后推是十分困难的。何竹林的方法：嘱患者不必紧张，放松肌肉，并做轻微闭口动作，下颌骨的髁突则随之向下后移动。这时术者双手拇指紧按于最后的磨牙上，稍加压力使髁突向下移，同时另四指紧握下颌体前端往上提成闭口状，极易使髁突越过关节结节滑回下颌窝内。在复位之际，术者的拇指有被牙齿损伤的可能，故操作前应包裹好双手拇指，但需避免拇指包裹得太厚，造成张口角度增加，给整复操作造成困难。

何竹林在整复颞颌关节脱位时强调"张大口推挤，必受他端所阻，当不如愿，单一暴力推按则有偾于事，整复之要务使口之半张，于磨牙处用力下按，按而就之则有如顺水推舟之势"。

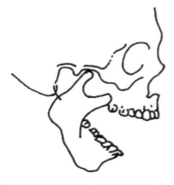
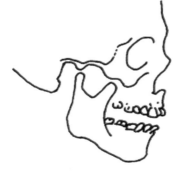

颞颌关节脱位后，当下颌张大时，髁突向前移位

颞颌关节脱位后，当口呈半张时，髁突向后移动

（2）杉皮夹板固定

夹缚固定采用岭南盛产的杉皮夹板。杉皮夹板取自老杉树之皮，以色泽黄润、纹理平直、粗厚而结实的二层皮为宜，根据四肢骨质及部位的不同而裁制。杉皮夹板材质轻盈，富有弹性，透气疏风，易于调整更换，有利于功能锻炼。配合百年名药外敷，是固定骨折最佳方式，与现代医学倡导的"弹性固定"不谋而合，有效避免了关节强直、肌肉萎缩、骨质疏松、骨折延迟愈合和不愈合等合并症的发生。

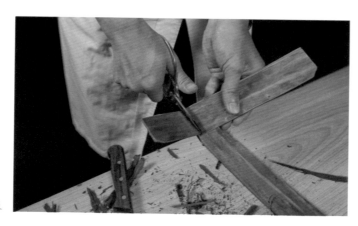

杉皮夹板

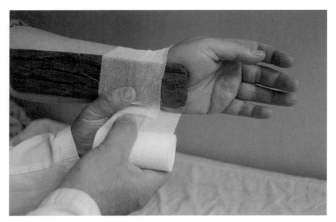

杉皮夹板固定

（3）伤科名药

西关伤科药物治疗遵从骨伤三期辨证：早期用药注重通气活血，消肿定痛（消法）；中期注重和营通脉，舒筋活络（和法）；后期注重接续筋骨，补益肝肾（补法）。西关正骨百年名药是以天然药物资源，根据西关正骨医学理论配制而成的传统名药，具有南派药物辛凉祛风、消肿定痛之特点。其中"田七跌打风湿霜""跌打酒""外用骨洗剂""生肌膏""金枪膏"等验方均出自岭南骨伤名家何竹林之手，疗效确切，闻名遐迩。

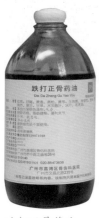

跌打正骨药油

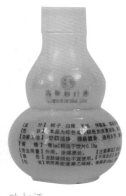

跌打酒

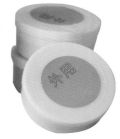

田七膏

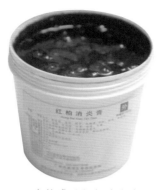
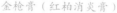
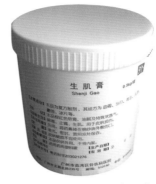

金枪膏（红柏消炎膏）　　　　　　　　　　　　　生肌膏

2. 佛山李氏，代有人才

佛山伤科正骨技艺源于清代。以李才干为首的李氏骨伤世家是清末民初佛山骨伤科学派的重要流派之一，医武兼修，崇尚实干，自李才干创始之后即呈现出继承和不断发展的趋势。第二代传人李广海确定了"治伤从瘀"的原则，创超关节固定法治疗四肢骨干骨折及近关节骨折，创建了佛山市中医院骨伤科。第三代传人在发扬李氏骨伤的基础上不断创新，表现出各自的特色，如李家达提出分期诊治观，陈渭良在李氏"正骨八法"的基础上创立了具有佛山特色的"正骨十四法"，李广海第九子、广州市名老中医李家裕将李氏骨伤发展到广州。第四代传人钟广玲、陈逊文等更是与时俱进，将传统正骨手法与现代医学有机结合。

（1）正骨十四法

陈渭良在李氏"正骨八法"的基础上创立了具有佛山特色的"正骨十四法"，包括摸触辨认、擒拿扶正、拔伸牵引、提按升降、内外推端、屈伸展收、扣挤分骨、抱迫靠拢、扩折反拔、接合碰撞、旋翻回绕、摇摆转动、顶压折断、对抗旋转。手法巧妙，运用以上一系列的手法指导临床医疗实践，具有安全、简便、疗程短、痛苦小、并发症少、功能恢复好等优点。该手法的创立使一些过去认为"不可复性骨折"，如青少年多见的关节内骨折、近关节骨折、陈旧性骨折等，达到良好复位效果，补充了传统正骨八法的不足。它不仅对新鲜的四肢骨折有效，还可用于陈旧性骨折和一些关节内骨折，具有很好的临床使用前景。

（2）名医有名药

佛山素有"岭南成药发祥地"之美誉，而炮制方法和配制工艺是岭南伤科制药技艺的精髓。作为岭南伤科重要流派之一的李氏骨伤流派已历经五代，在专科用药方面不断创新，充分体现了"名医有名药"的传统中医药文化。

岭南伤科制药技艺源于清代。早在解放前李广海开设私人医馆的年代，就已经有自己的药铺配套售卖各种自制膏方。至第三代传人，李家达研制了佛山伤科红药膏，陈渭良开发了治疗开放性损伤的外用伤科黄水。目前佛山市中医院研制并不断改良众多骨伤科内外用药，包括丸剂、散剂、膏药、片剂、颗粒剂、胶囊剂、口服液等60多个品种，自成体系，独具特色。李广海跌打酒、李广海跌打膏药、伤科散、白药膏、驳骨散、生肌玉红膏、佛山伤科红药膏、外用伤科黄水、陈渭良伤科油等多种伤科用药家喻户晓，具有安全、简便、疗效好、费用低等优点，受到群众的欢迎和喜爱。

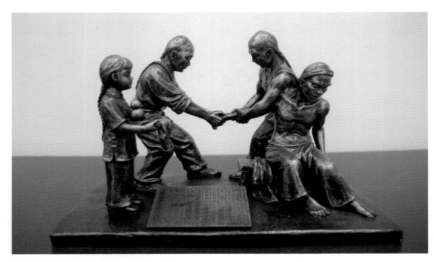

西关正骨三宝铜像

（三）岭南针灸技艺

1. 岭南天灸

据载晋代葛洪、鲍姑夫妇，是岭南天灸的首倡者。古代岭南，被称为瘴疟之地，山岚瘴气重，尤其葛洪所处的罗浮山区，山林茂密，水道丰富，生民多膨胀、水肿、脚气等病，故祛湿祛寒、调理脏腑是防病祛病的关键。作为岭南医学始祖的葛洪及其妻子鲍姑，选择了穴位敷贴药物的方法来治病。葛洪《肘后备急方》记载药物敷贴验方很多，提到的天灸药物"水茛"，被明代医学家李时珍所确证。鲍姑则采用越秀山脚下生长的红脚艾作艾绒灸治疾病，对皮肤赘瘤效果显著。

天灸疗法又称药物灸、发疱灸，是采用对皮肤有刺激性的药物敷贴于穴位或患处，通过局部皮肤自然充血、潮红或起疱来治疗疾病的方法。岭南天灸是广东省最具群众基础的中医传统疗法。受岭南独特的地理环境及先贤的影响，天灸在岭南地区广泛发展并盛行起来。目前广东省各大医院及社区卫生服务中心都将天灸疗法这项传统中医技艺保存下来了，并结合气候条件，发展出"三伏"和"三九"天灸疗法体系。"冬至一阳生，夏至一阴生"，在冬至和夏至两个阴阳转化、寒热交替的转折点施以治疗，从而达到调整阴阳的作用。夏至后的"三伏天"，自然界阳气旺盛，人体阳气亦最旺，当腠理开泄时，经络腧穴更为敏感，三伏天灸所贴药物更易渗透皮肤，通过经络气血直达病处，能最大限度鼓舞人体正气，协同体内阳气生发，以扶正祛邪，达到治未病和防止痼疾复发的目的。冬至始的三九天灸，顺应自然阳升阴降的趋势，通过温阳药物，顺势蓄养，扶助人体升发阳气，促进阴寒之气的潜藏，以阳克阴，以温化寒，化解患者体内的阴寒之气，将冬病之邪消灭在蛰伏状态，从而达到治愈疾病或抑制其复发之目的。三九天灸是三伏天灸的补充，可加强和巩固三伏天灸的疗效，夏养三伏，冬补三九，冬夏共治，疗效相得益彰①。

（1）适用病症多

今天，天灸疗法已经成为备受岭南人们欢迎的防治疾病的重要手段之一，天灸贴药的适应病种已经达到上百种②，主要病症有：感冒、咳嗽、哮喘、过敏性鼻炎、慢性支气管炎、体虚易感、自汗盗汗、胸痹、不寐、胃脘痛、泄泻、呕吐、便秘、食积、黄疸、胁痛、头痛、眩晕、消渴、遗精、阳痿、月经不调、痛经、子宫脱垂、乳痛、乳核、疮疡肿毒、喉痹、牙痛、口疮、疟疾、关节肿痛、跌打损伤、小儿厌食、遗尿、流涎等。

（2）选穴用药有讲究

天灸药物选择有几个要点：①因病、因时、因地制宜。诸多用于天灸的药物，虽然都有促使发疱的作用，但药性不同，其主治病症也有侧重。如白芥子，辛、温，入肺经，具有止咳、化痰、平喘等作用，是天灸治疗咳嗽、哮喘等症的基础用药，可以单独使用。②多通经走窜、开窍活络之品。晚清外治名医吴师机在《理瀹骈文》中说："膏中用药，必得通经走络、开窍透骨、拔毒外出之品为引，如姜、葱、白芥子之类，要不可少，不独冰片也。"现常用的这类药有冰片、人工麝香、丁香、姜、葱、白芥子、细辛、白芷等。③多选气味俱厚之品，有时甚至选用力猛有毒药物，如生天南星、生半夏、川乌、巴豆、附子等。④补法可用血肉有情之品，如羊肉、动物内脏、鳖甲。⑤选用药物时，除了考虑所患疾病与药物功效是否吻合外，还要考虑到药物的来源问题，比如有些需要用鲜品的药物，如墨旱莲、透骨草、毛茛等，只在特定季节和特定地区有，非其时、非其地，无法得到时则应予以变通，选用药效相近的其他药物来代替。⑥不要轻易使用刺激性太大的药物，如蟾酥、大戟等，这类药物如果用量和敷贴时间掌握不好，可引起组织坏死，临

---

① 冼绍祥、林国华主编《常见心脑血管疾病的中医外治法》，广东科技出版社，2019，第152–154页。
② 符文彬、徐振华主编《岭南传统天灸疗法》，人民军医出版社，2013，第2–5页。

床选用时应慎重，严格控制药物用量和作用时间[①]。

天灸敷贴穴位的选择也是以脏腑经络学说为基础，通过辨证选取，并力求少而精：①选择离病变器官、组织最近、最直接的穴位敷贴药物；②选择阿是穴敷贴药物；③选用经验穴敷贴药物，如吴茱萸敷贴涌泉穴治疗小儿流涎，威灵仙敷贴身柱穴治疗百日咳，等等。

天灸每次敷贴的时间因药、因人而异。这与刺激性药物的性味和患者皮肤对药物的敏感程度有关。具体敷贴时间以患者局部产生灼痛为度，参考时间为2小时。局部水疱多在第2天形成。但有些患者由于皮薄肤嫩，耐受性差，时间应适当缩减，有些只能耐受敷贴20～30分钟，不必强求发疱，敷贴时必须灵活对待。

2. 岭南飞针

"岭南陈氏飞针"是广东省中医院陈全新在古代针刺手法的基础上改良并独创的进针手法，是对传统进针手法的继承与创新。他首先提出无痛进针手法"牵压捻点法"和"压入捻点法"，其次发明了"透电压手法"，最后创造出无菌、无痛、准确、快速旋转进针法。

据2018年上海科学技术出版社出版的《刺法灸法学》记载，陈氏"飞针"疗法具体操作为："刺手用拇、示[②]、中指腹握持针柄，押手将消毒穴位旁皮肤牵压绷紧，并固定针刺部位，进针时刺手的拇指内收，示、中指同时相应外展，做鸟儿展翅高飞之状，随着持针指的搓动，毫针旋转加速至高速，在将近抵达皮肤之时，利用刺手向前移动的惯性，用腕、指力将旋转的毫针弹刺入穴内。""飞针"是因医者施治时刺手形态如鸟儿展翅高飞而得名[③]。

陈全新长期致力于无痛进针法的研究。他认为针灸疼感，一方面严重削弱了患者对针灸治疗的信心；另一方面也因在治疗过程中给患者一

---

① 廖穆熙、莫贤晓：《天灸疗法的探讨》，《中国民间疗法》2006年第11期，第5-6页。
② 示指即食指。
③ 王富春、贾春生主编《刺法灸法学》（第3版），上海科学技术出版社，2018，第174页。

种劣性刺激，减弱了大脑皮质的反射及调整机制，直接或间接地减弱了针灸应有的治疗效果。他对古今进针法进行了详尽分析比较。他发现古代针灸医家窦默的《标幽赋》中提到"左手重而多按，欲令气散，右手轻而徐入，不痛之因"，提示针刺过程中刺手与压手的配合可减轻疼痛，受当时苏联"无痛分娩法"和我国梁洁莲所创"无痛注射法"启发，他创造出"牵压捻点法"和"压入捻点法"两种无痛进针法。前者是参照古法之平掌押手法及单刺手捻转法综合改进而成，适用于一般刺激点及身体各部位进针；后者参照古法之拇食指押手和刺入捻转法综合改进而成，适于长针刺激时用（如针环跳穴）。此两种无痛进针法特点是应用刺激点旁押手法和运用均匀的捻转、点压手法进针，因而可借错觉影响，分散患者注意力和减弱末梢神经敏感度，在避免污物接触针体的严格消毒原则下，达到无痛进针的效果。

此后一贯对技术精益求精的陈全新在上述无痛进针法基础上做了更进一步的创新，他应用电针机原理，创造出"透电进针法"。这种新的进针法主要是借着透电"押手"，使针刺局部末梢神经产生短暂麻痹感而消除针刺时过敏痛觉，故能更有效减轻患者针刺痛感，而且该法更易于医者掌握与推广。20世纪70年代，受何若愚《流注指微赋》"针入贵速，既入徐进"的影响，陈全新创制了快速旋转进针法，自此岭南飞针刺法基本成型①。

陈氏飞针刺法的核心包含三个层次的内容②：

（1）快速旋转进针法

快速旋转进针法亦称"飞针"，具有准确、无痛、快速的特点。操作方法是将食、中指张开，紧压于消毒穴位表皮旁而不接触已消毒针刺部，作为"押手"，余指则固定局部肢体。持针手用拇指指腹及食、中

---

① 刘英锋、黄利兴、鲁纯纵、徐春波主编《当代名老中医成才之路（续集）》，上海科学技术出版社，2014，第284-285页。

② 苏敏芝、陈全新：《陈氏飞针治疗颈椎病经验》，《中医研究》2012年第1期，第58-60页。

指指尖握持针柄，进针时将拇指内收，食、中指同步外展动作，将针快速转动，当针处于快速转动的同时，通过腕、指力将针旋刺入皮下。持针手不接触针体，因而有效地杜绝污染。由于针是旋转快速刺入表皮，故穿透力强，痛感极微。

（2）导气法

具体操作是针刺达到一定深度，行针得气后，将针尖朝向病所（或欲传导之方向），以捻转提插等手法为主促使经气朝该方向传导。一般来说，针尖方向与针感传导方向一致。对于捻转提插法，陈全新以针向行气为基础，施小幅度快速提插捻转，可促使针感循经传导。

（3）分级补泻法

陈全新认为进针得气后，应根据个体生理、病理状态的不同和气至盛衰辨证论治，采用不同的运针强度、频率和持续时间，将补法和泻法各分为3级：轻补、平补、大补与轻泻、平泻、大泻。不同的补泻，除了体现在不同的操作手法外，还有其不同的主客观指征。补泻手法：在针刺得气的基础上，补法运针以慢按轻提（缓慢按入，轻快提出），小角度（180°～270°）捻针为主，留针15～20分钟。具体如下：①轻补。慢按轻提运针，并结合刮（拇指或食指指甲在针柄上下刮动）或弹针。②平补。慢按轻提运针，同时结合小角度轻捻针。③大补。慢按轻提运针，结合快速小角度捻针及提插。泻法以慢提运针及大角度捻针为主，具体如下：①轻泻。速按慢提运针，结合较大角度捻针及提插。②大泻。速按慢提运针，结合大角度捻针及较重力提插。③平泻。行针操作介于轻泻与大泻手法之间。

3. 岭南火针

岭南火针是一种具有岭南特色的传统外治手法，它是将特殊针具经加热、烧红后，采用一定手法，刺入身体的腧穴或部位，以达到祛疾除病的目的。它历史悠久，操作简便，疗效显著，以"火郁发之"立论，具有"温、通、补、清、消"等5种主要作用，操作手法分点刺、密刺、围刺、割治等9种主要手法，多应用于岭南地区潮湿温热疾病的临床治疗。

早在《黄帝内经》中就有关于火针的记载，古称之为燔针、焠刺、白针、烧针。清代岭南名医陈复正在《幼幼集成》中强调"火功为幼科第一要务"，并采用火针治疗小儿谷道不通，曰："又有生下无谷道者……或以火针刺穿，但不可深。"这是岭南医籍中首次记载火针治疗疾病，打破了岭南地区火针疗法有法传而无书传的历史，岭南火针的流传以此为正式开端。

清末民初岭南医家周仲房（1881—1942）推广针灸，教书育人，著有《针灸学讲义》，对火针进行详细记载；曾天治（1902—1948）远赴江浙，拜师承淡安先生，在岭南针灸中融入澄江学派思想，创新与发展岭南针灸，著有《科学针灸治疗学》。现代岭南针灸名家司徒铃（1914—1993）、张家维（1937年生），承前启后，结合岭南气候及岭南人的体质特点，善用火针、灸法，使得岭南火针得到传承，并形成独具岭南特色的火针疗法。

岭南火针主要传承人林国华，传承《黄帝内经》等众多古代医籍及多位岭南针灸名家经验，以"火郁发之""以热引热"立论，经30余年积累，使岭南火针疗法逐渐形成完善的诊疗规范。

岭南火针的操作包括术前准备、施术要点及术后护理三部分。

术前准备：火针施术前，根据患者的性别、年龄、体质及病情虚实和取穴部位来选择合适规格的针具。火针常用的体位为仰卧位、侧卧位、俯卧位、仰靠坐位、俯伏坐位及侧伏坐位等，应以使施术者正确取穴、操作方便和患者舒适为原则。根据病情选定穴位后，揣穴、定位，在施术部位涂薄薄一层万花油，医生靠近针刺部位，右手握笔式持针，将针尖伸入点燃的酒精灯或酒精棉球的外焰中。根据针刺所需深度，决定针体烧红的长度，加热程度要以烧至透亮为度。

施术要点：岭南火针的操作关键是"红、准、快"，要求针体烧至所需热度后，迅速准确地刺入穴位或者烙刺点。其针刺手法可以分为点刺和深刺。点刺时，在针体尚热的情况下，以一次烧红点刺1～9下为度，手法要迅速。深刺时，在烧红的瞬间利用腕力和指力迅速刺入，一般不留针。但火针用于祛瘤、化痰、散结时，则需要留针，留针时间多在1～5分钟，如：针刺淋巴结结核，需留针1～2分钟；取远端穴位治疗疼痛性疾病时，可留针5分钟。火针提离皮肤后，以干棉球迅速按揉针孔，以减轻疼痛。若火针针刺后出血，以棉球按压即可；若属脓肿性病变，将脓液排尽后包扎。

术后护理：完毕后，在施术部位涂一薄层万花油，嘱患者当日洗澡沾水之前和之后应在施术部位涂一层万花油以保护针孔。火针后若针孔处有丘疹样隆起，属正常现象，1～2日后丘疹顶部会结痂，3～5日脱落。针后当天如出现针孔发红、瘙痒等现象，这是机体对火针的正常反应，不要搔抓，以免范围扩大。因火针治疗是经过高温加热后进行的，感染的可能性很小，应告知患者不必担心，这种反应会很快消失。火针治疗期间忌食生冷，禁房事[1]。

（四）岭南成药

1. 柯黄氏妈麒麟丸

"麒麟送子"本是美丽的传说，太安堂第七代传人柯黄氏妈却把它变为事实。柯黄氏妈（1697—1792），名黄荔婉，是柯弘涛长子之妻，为太安堂第七代传人，妇幼科专家。其夫中年谢世，嗣子尚幼，柯黄氏妈出身医药世家，精通医道，毅然扛起太安堂大旗，成为太安堂第七代传人，也是唯一女传人。柯黄氏妈着力维营医馆，栽培后嗣，研习医术，擅长医治不孕不育症，其配制的"太安麒麟延宗丸"功效神奇，名扬四方，"求医得子者何止千"。清雍正年间，柯黄氏妈因治愈潮州知府胡恂夫人的不孕症而被赠予"送子圣母"牌匾。此后历代太安堂人继

---

[1] 冼绍祥、林国华主编《常见心脑血管疾病的中医外治法》，广东科技出版社，2019，第48—50页。

承完善了"太安麒麟延宗丸"的组方配伍并传承至今①。太安堂麒麟丸入选第四批国家级非物质文化遗产名录。

太安堂麒麟丸融合了太安堂历代制药精髓和明代太医院的医道用法及宫廷药核心制药技艺。药物组成：制何首乌、墨旱莲、菟丝子、枸杞子、桑椹、白芍、淫羊藿、锁阳、覆盆子、党参、黄芪、山药、丹参、郁金、青皮②。制药方法如下。第一，制备前药物准备：严格对方中药材进行洗、剪、切、蒸、炙等制作，并对特殊中药进行特别加工，以保持中药药性，提高组方疗效③，如对何首乌进行特殊炮制、将白芍等药材粉碎成细粉、对青皮等提取挥发油。第二，药材煎煮：药渣与其余药材加水煎煮2次，每次2小时，合并煎液，滤过。第三，收膏：将水煎液浓缩至相对密度约为1.3的稠膏，加4倍量乙醇，静置48小时，滤过滤液回收乙醇，浓缩成稠膏。第四，制丸：稠膏与药材细粉混匀，加入挥发油混匀、制丸、干燥、打光即得④。

2. 岭南散剂保婴丹

保滋堂最早由潘务庵于清康熙八年（1669年）在广州双门底开办，兼营诊病与制售成药，他根据民间治疗小儿惊风痰涎的验方自行研制出保婴丹。保婴丹虽曰丹剂，但实际上为散剂，是岭南散剂的代表，其制备技艺已入选第三批国家级非物质文化遗产名录。保婴丹可于小儿患急惊风来不及抢救时作急救之用，其次对小儿惊跳痰鸣、气促腹痛、夜啼身热、咳嗽气喘、牙关紧闭、呕吐泄泻等也有显著疗效。

保婴丹传统处方由全蝎、防风、僵蚕、天麻、钩藤、石菖蒲、天竺黄、蝉蜕、麝香、牛黄、冰片、琥珀、蛇胆陈皮末、珍珠十四味中药组

---

① 柯树泉：《太安堂哲学（上）》，上海科学技术出版社，2017，第162页。

② 徐世军主编《实用临床药物学——中成药卷》，中国医药科技出版社，2019，第708页。

③ 广东省人民政府地方志办公室编《〈广东年鉴〉30年图片精选》，广东年鉴社，2017，第208页。

④ 庄义修、陈维勤、蔡宗成：《麒麟丸的制备及临床应用》，《中药材》2004年第9期，第708-709页。

成，后在发展过程中不断调整改进，增加到现在的由麝香、牛黄、梅片、珍珠末、金礞石、硼砂、琥珀、麻黄、胆南星、天竺黄、重楼根、防风、法半夏、川贝母、淡全蝎、黄连、僵蚕、钩藤、郁金、薄荷、天麻、蝉蜕、丝瓜络等二十六味药物组成。

散剂对药材的质量和炮制工艺要求严格。保婴丹散剂制作工艺复杂，经粉碎、研磨、混合等多道工序而成。针对不同药材所采用的操作方法也各有不同，如生地黄、熟地黄等药物过于湿润黏稠，进行烘烤会改变其药性，而丝瓜络等药材纤维成分多、韧性十足，单独加工无法打碎成细末，通过配伍运用在复方中容易将其粉碎[1]。在此基础上，保滋堂保婴丹采用以蜡壳包装散剂的方法，能有效防止药品受潮，便于长期保存和取用，也保证了患儿用药量的精准。

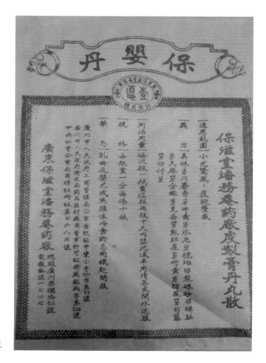

保婴丹宣传单张

---

[1] 广东省非物质文化遗产保护中心：《广东省非物质文化遗产名录图典 2》，广东人民出版社，2013，第191页。

3. 少林跌打止痛膏

少林跌打止痛膏由梁家园创始人梁奕纲与少林禅师在光绪十二年（1886年）创制。2009年，其制备技艺入选首批广东省岭南中药文化遗产保护名录。少林跌打止痛膏因价廉而在广大缺医少药的农村劳动者中备受欢迎[①]。

少林跌打止痛膏配方融传统名贵中药材和岭南特有的中草药为一体，分别是：白芥子、牛膝、骨碎补、何首乌、木瓜、续断、泽兰、莪术、五加皮、猴骨、海风藤、韩信草、漆树根、人字草、鸡骨香、辣蓼、驳骨丹、黑面神、重楼、老虎簕、桔梗、大黄、独活、杜仲、红花、附子、地黄、蔓荆叶、一点红、大风艾、半枫荷、三棱、走马胎、马鞭草、荆芥、宽筋藤、节节花、草乌、小茴香、独脚乌桕、细辛、当归尾、鹅不食草、川芎、麻黄、飞天蠄蟧、琥珀、胡椒、自然铜（煅）、龙血竭、三七、血余炭、马钱子、樟脑、水杨酸甲酯、肉桂油、丁香罗勒油、枫香脂、薄荷脑。

主要用到的设备有：熬药铜锅、天碾船、石墨、切药刀等。

制法：依据有效成分，部分主药作酒提，部分作磨粉处理，另选冬青油、丁香油、樟脑、薄荷脑、肉桂油、白胶香等为芳香导入剂，以橡胶、立德粉为基础剂，松香、凡士林、液状石蜡为增黏软化剂，采用热压法制成胶布类的"少林跌打止痛膏"。

4. 罗浮妙药百草油

百草油配方来源于晋代医药学家葛洪。史书记载，1 600多年前，葛洪在罗浮山朱明洞建南庵，采药、炼丹、著书立说，熬炼出"百草药油"，医治风寒肿毒等岭南民间常见疾患，成为罗浮山一宝，当地民间有"昔日神农尝百草，今朝始得百草油"的说法。这是罗浮山百草油的

---

① 杨雄辉主编《德在药中 药为大众——佛山德众药业有限公司发展史》，广东科技出版社，2011，第39页。

最初起源。葛洪的百草油处方研制出来后，千百年来都是由罗浮山上的道士口口相传，一代一代秘密传承。

到了明代，罗浮山黄龙观道士陈伯辉以葛洪的百草油处方为根本，利用罗浮山地区丰富的药用植物资源，整理加工，取其精华，历经20年，通过反复试验和无数次修改，最终炼就了药性平和、质量相对稳定、内服外用俱佳的"百草油"。《广东省志·宗教志》中记载："黄龙观道士陈伯辉创制百草油。"

在陈伯辉之后，一些原来在罗浮山修行的道士流落到南洋，他们手中也掌握着炼制百草油的方子，亦试图在当地"按图索骥"采集药物制作百草油。他们依葫芦画瓢地进行百草油炼制，几经周折，却发现制成品无论色香味效都与原产于罗浮山的百草油相差甚远，无论怎么调整，始终无法达到正宗罗浮山百草油原有的品质。

罗浮山百草油所需的"百草"，大部分出自罗浮山。药材环境和地理因素也是影响罗浮山百草油品质的因素之一。罗浮山生态优越，常年云雾缭绕、冬暖夏凉，孕育了1 200多种中草药，特殊的环境培育了不一般的药材。依托罗浮山环境，罗浮山百草油可谓"仙气凝就"。

百草油处方和技艺由罗浮山道士代代相传至20世纪初期，后因战乱流落民间。20世纪50—60年代，由罗浮山制药厂（罗浮山国药前身）叶国经收集整理，实现了批量生产。

罗浮山百草油由罗浮山上的草药珍品如两面针、徐长卿、九里香、辛夷花、红花、水芙蓉、还魂草、金不换、千里光、大头陈、当归、鹅不食草、三七、肿节风、鸡骨香、砂仁、独活、羌活、姜皮、陈皮、香附、野菊花、山白芷、桂枝、小罗伞、蔓荆子、桔梗、紫珠叶、地胆草、细辛、五指柑、肉豆蔻、木防己、三桠苦、金银花、救必应、白半枫荷、山苍子、麻黄、防风、半枝莲、铁包金、柴胡、飞天蟾蜍、鸡骨草、荆芥、虎杖、钩藤、一枝黄花、白花灯笼、白花蛇舌草、人字草、金线风、石仙桃、五月艾、皂角刺、木香、山芝麻、益母草、紫苏叶、倒扣草、侧柏叶、金耳环、一朵云、七叶一枝花、鱼腥草、吊黄、地惹

68种草药提取的百草精，加樟脑、水杨酸甲酯、松节油、薄荷油、丁香罗勒油、樟油、八角茴香油、肉桂油、冰片、薄荷脑、桉油11种植物精油配制而成①。

罗浮山百草油制作技艺达72道之多，选用茶油作为提取溶剂，山茶经木制压榨法提取，具有较强的渗透性、亲肤性等特点。百草油制作的关键在于以茶油低温长时间浸泡提取中药材的有效成分而成百草精，后再加入多种植物精油配制而成②。罗浮山百草油的制备工艺已入选第三批国家级非物质文化遗产代表性项目名录。

5. 万应药酒冯了性

岭南冯了性风湿跌打药酒，曾名为"万应药酒"，由广东新会人冯炳阳于明万历年间所创制，其子冯了性在佛山镇正埠渡头开设药铺，不断研究、改进药酒配方，并将药酒更名为"冯了性风湿跌打药酒"。

冯了性风湿跌打药酒传统组方由20余味中药构成，包括：有祛风除湿、舒筋活络、消肿止痛之效的丁公藤，有益精滋肾、健脾祛湿等功效的黄精、补骨脂、五灵脂、菟丝子、山药、白术；辅以祛风散寒、利水祛湿、通络止痛的麻黄、桂枝、杏仁、羌活、白芷、苍术、泽泻、蚕沙、没药等；配以凉血、活血、行瘀的牡丹皮，祛风除痰的猪仔皂，理气止痛的香附、厚朴、木香、陈皮、小茴香、枳壳等。诸药配伍能祛风除湿、活血散瘀、理气止痛，主要用于风寒、手足麻木、腰腿酸痛、跌打损伤等症状。

冯了性风湿跌打药酒以丁公藤为主药，它占药材的绝大部分，针对其味辛、性温、有小毒的特点，将其与当归、川芎、补骨脂等中药材混合蒸煮，使药性和合，以降低毒性。药酒浸泡以白酒为主，以冷浸渍法为其核心工艺，浸流过程中严格把握时间、温度等条件。因药酒浸泡的

---

① 揭金阶等主编《临床中成药物学》，湖北科学技术出版社，2004，第315页。
② 广东省人民政府地方志办公室编《广东印记》第4册，广东人民出版社，2018，第217-218页。

药材比例较大，为保证药物有效成分充分析出，冯了性风湿跌打药酒传统工艺多采用定期人工抱罐摇动的方法，确保了药酒的药效。

冯了性风湿跌打药酒以其独特的传统组方和制作工艺在佛山世代相传，新中国成立后被《中华人民共和国药典》所收录。近年来，冯了性风湿跌打药酒主要原料野生丁公藤已十分稀缺，其组方及工艺具有重要的历史价值、文化价值和科学研究价值[1]。

6. 古方传承小柴胡

小柴胡方最早见于东汉张仲景所著《伤寒杂病论》，为治疗感冒、流感等伤寒疫证之主方，汉晋时代传入岭南，在民间影响巨大，对岭南伤寒疫证等具有较好的疗效。

1896年，唐拾义在广州荔湾西关光华里开设医馆，以小柴胡方等传统经方为患者治病。辛亥革命后，医馆扩建为唐拾义大药厂，并以孙中山先生所提"光大中华"为宗旨，新中国成立后更名为广州光华制药厂，并沿袭至今。

传统小柴胡方由柴胡、黄芩、半夏（姜制）、党参、生姜、甘草、大枣7味中药组成，并以"去渣再煎法"制成汤剂服用。光华小柴胡制剂方法与古法一脉相承，其核心是将药物混合制剂，浓缩药物成分以利患者服用。小柴胡制剂方法以"去渣再煎法"为其主要方式，其制作流程相对一般熬药方式复杂。将半夏炮制去毒，其他药材加工成片、段以备用，将柴胡、黄芩、党参、甘草、大枣五味药材水洗晾干，并加水煎煮两次，第一次煎煮后去渣滓，第二次以清水煎煮1.5小时，并将渣滓滤除，将两次煎煮药水混合并浓缩，半夏、生姜以相同方式用酒煎煮两次，然后进一步浓缩为小柴胡浸膏，加入糖等辅料，可制成小柴胡颗粒。

小柴胡制剂的"去渣再煎法"提高了药物的利用率，并避免了有效成分流失。与此同时，通过"去渣再煎"也减少了中药制剂中的药气

---

① 广东省非物质文化遗产保护中心：《广东省非物质文化遗产名录图典2》，广东人民出版社，2013，第194页。

（药物的挥发性成分），为患者服用带来了舒适与便利。小柴胡制剂方法入选广东省非物质文化遗产名录，受到保护。

（五）岭南茶剂

茶剂是指含茶叶或不含茶叶的药材或药材提取物用沸水泡服或煎服的制剂。岭南植被丰富，草药品种繁多，民众啖茶成风，对于茶剂的制备颇有讲究。出自广州萝岗的端午午时茶和源自佛山的源吉林甘和茶堪称岭南茶剂代表。

1. 端午午时茶

端午午时茶亦称端午药茶、草药午时茶，其源可上溯至清代中叶，当时，每逢端午前后，各家各户均上山采选百草，晒干后藏于家中常年备饮。当地民众认为，草药若非端午节前后采摘，则效果较差，午时茶因取"午日午时之至阳之气"而得名。

自先秦时期起，农历五月就被称为恶月或百毒月。《荆楚岁时记》云"五月俗称恶月"，此时山林间弥漫着山岚瘴气，毒蛇、蜘蛛、蜈蚣等有毒动物出入较为频繁。民间也认为农历五月初五是一年当中阳气最旺的日子，是毒日。民谣云：端午节，天气热，五毒醒，不安宁。所以，萝岗人自清代中叶起就有喝午时茶的习俗，每年在酷暑来临之前都会借端午节进行一次大规模的祛病活动，而草药午时茶则是祛病的最佳良方。午时茶主要在清热解暑、生津止渴、解表和中、预防感冒等方面疗效显著，一般中暑及伤风感冒，服用一次或两次便可药到病除，但剂量如何并无定规，成人每次抓两把，小孩抓一把。

萝岗的午时茶原料主要有淡竹叶、扭肚藤、地胆头、大罗伞、土防风、土荆芥、金银花、石菖蒲、火炭母、缕群草、倒扣草、水翁花、蒲公英、垂盆草、土茯苓、白茅根、芦根、紫花地丁、紫苏叶、土牛七、水蜈蚣、鸭脚皮、田基黄、木棉花皮、望江南、珍珠草、凤尾草、金丝草、白花蛇舌草、金沙藤、鸡屎藤、五指金、九节茶、龙船花叶、玉米衣、亚婆盐、冬瓜皮等。午时茶原料多，但配方并不固定，因人因病而稍有变化。

端午午时茶的制作工艺也十分具有地方特色。要将从山上采摘回来的各种草药洗净，剁碎，晒干，然后密封起来备用。在煎午时茶前要先炒一把米，炒5～10分钟，直至米色微黄。米炒好后，连同晒制好的草药倒入煎茶的器具中，添上大约三碗半清水，用明火煎至一碗水即成。

煎午时茶所用的器具，在过去是有讲究的。一般的煎茶器具为瓷器或砂制陶器，这类器具不会破坏草药的药性，而且有利于释放药性。现在则不再讲究，家用的厨房器具也常被用来煎药。不过，家用器具多为铁制品或铝制品，这类器具对草药的药性有破坏作用，大大降低了午时茶的功效。

2. 防暑消食源吉林

源吉林甘和茶是佛山最著名的中药茶剂之一，其配方始于清光绪十八年（1892年），为广东鹤山霄乡人源吉荪与两个儿子创建，定名为"流泽堂源吉林"，其后源氏家族逐渐专营源吉林甘和茶。清末民初，源吉林甘和茶曾一度行销广东、广西、福建、湖南、云南、上海、香港、澳门等地，以及东南亚等海外地区。

源吉林甘和茶由紫苏叶、青蒿、香薷、薄荷、葛根、前胡、防风、黄芩、连翘、桑叶、淡竹叶、广藿香、苦丁茶、水翁花、荷叶、川木通、栀子、茵陈、粉萆薢、槐花、威灵仙、苍术、厚朴、陈皮、乌药、布渣叶、山楂、槟榔、紫苏梗、龙胆、旋覆花、甘草、牡荆叶、千里光、玉叶金花等30多味药材组成，具有疏风清热、解暑消食、生津止渴的功效，主要用于感冒发热、头痛、骨节疼痛、食滞饱胀、腹痛吐泻等症状。

据《广东省非物质文化遗产名录图典 2》载："源吉林甘和茶制备方法与其他中成药不同，是以三味药用叶为基材，经反复蘸吸药汁制成药茶。其制作过程首先将药材与药用叶分别炮制。将药材加水煎煮两次，每次1小时，合并煎液、过滤、浓缩并制成干膏粉；作为载体基质的三种叶类药材也加水煎煮1小时，经过滤、浓缩、干燥而成干膏粉；将两种干膏粉混合并用适量水溶解，趁热喷洒在作为载体基质的叶类药材上，充分搅拌至药液完全吸收；最后进行分装压制。"

传统源吉林甘和茶通过采用药用叶吸取药汁的工艺，在炮制过程中完成了药物煎煮，人们只需用开水冲泡或稍微焗几分钟就可以服用，有效地解决了传统中药煎煮时间长、服用不便等问题。源吉林甘和茶以其使用方便、疗效显著成为珠江三角洲地区防暑、消食、治感冒的首选，在民间拥有良好的口碑①。

---

① 广东省非物质文化遗产保护中心：《广东省非物质文化遗产名录图典 2》，广东人民出版社，2013，第198页。

五、岭南传统药业

（一）广东药业八行

广东的传统中药业有"八行"之分，分别是"南北""西土""参茸""药片""熟药""丸散""樽头""生草药"八个门类。[①]

"南北"指的是专门从事全国各地甚至国外道地药材批发业务的药行。粤汉铁路通车以后，无论是北药南运还是南药北上，广州皆是重要的集散地，这类药行主要分布在油栏门（今广州一德路向南转入海珠南路附近）和迥栏桥（今广州仁济西路中间）一带。

"西土"主要售卖产自两广的土药材，也包括了少数来源地为湖南、江西的同类药材。最初，经营西土药材的商家主要在佛山，后来迁至广州，分布在晏公街和水月宫（今广州仁济西路附近）一带。

"参茸"行主营人参、鹿茸和一些较为贵重的细药，如珍珠、琥珀、牛黄、犀角、猴枣、麝香、熊胆、鹿尾巴、冰片、三七、肉桂之类，兼营一些粗药（习惯称进口南药），如洋砂仁、豆蔻、乳香、没药等。"参茸"行的集散地在今广州西荣巷和仁济路一带。

"药片"行是从"熟药"业中分化出来的一个行业，主要是经营药材加工后的饮片，与"熟药"行的区别在于，"药片"业更讲究技术的规范化和药材形状的修治。

"熟药"行实际上是中药业的零售店，经营以汤剂为主，兼营膏丹丸散及补品等，一般都有常驻医生，诊金较为便宜，并且有免费代客煎药的服务，还可以把煎好的药送到客栈、住家，以方便群众。"熟药"行的另外一个特点是，药材进店后都会经过规范的炮制，包括炮、炙、炒、制、煅、飞等。

"丸散"行主要经营中成药，因传统中成药的剂型主要为丸、散、膏、丹而得名。早期的中成药销售多为"熟药"和"参茸"两行兼营，

[①] 邓广彪：《广州市中药业史料》，载中国人民政治协商会议广东省委员会文史资料研究委员会编《广州文史资料》第二十九辑，广东人民出版社，1983，第168页。

后来才分化成为一个独立的行业。该行业的最大特点是所谓"家传秘方"，药店对处方高度保密。一些名牌药行以"修合无人见，存心有天知"作为立店宗旨，标榜自己所用药材的道地上乘。"丸散"行主要分布在今广州杉木栏路、浆栏路一带。

"樽头"行主要售卖冬虫夏草、参茸、燕窝等较为名贵的补益类药物，特点是所卖药材皆经过精挑细选，而后置于玻璃樽（瓶）中陈列，形状品质一目了然，故名"樽头"店。"樽头"行主要分布在广州太平桥、光复南路一带。

"生草药"行主营未经炮制的药材，多为岭南地方草药。这类药铺连医带药收费，其收费低廉，服务主体为贫苦大众。

药行的行业组织称为"行会"，有时，不同药行同属于一个行会。例如，由于旧时熟药店中有不少附带生产中成药的膏、丹、丸、散制剂，而制造中成药的企业又常有兼营熟药的，故"丸散"行业与"熟药"行业同属一个行会，名杏泉堂，馆址在今天的濠畔街。新中国成立前，广州较大的中药行会有同德堂、大昌堂、昭信堂、杏泉堂、同庆堂、诚信堂等。这些行会始建于清代嘉庆年间，它们既是行业的联谊会，又是代清廷向行业各店收取厘金（当时的一种捐税）和调解行业内部纠纷的组织。

（二）成药鼻祖梁仲弘

说起岭南成药业的鼻祖，当推梁仲弘蜡丸馆。它由梁仲弘创立于明万历初年[①]，位于广东佛山镇早市，即今天的佛山市福贤路。佛山市博物馆在20世纪80年代进行全市性文物普查时了解到，梁仲弘蜡丸馆刚迁早市之初，佛山镇的周边尚未开发，附近店铺民居低矮疏落，因此，早上开铺营业时，尚可见数里之外的雷岗山，而晚上从雷岗山又可以远眺

---

① 卢成棠：《梁仲弘蜡丸馆——广东佛山蜡丸始祖》，载孔令仁、李德征主编《中国老字号》第9卷（药业卷），高等教育出版社，1998，第448页。

该馆的明灯，可见建馆年代之早。

梁仲弘早年不骛功名，立志从医，悬壶济世。他博览群书，稍微年长便跟随多位名医学习医术，学有所成后自立门户，在佛山朝市街以蓬牖茅椽、绳床瓦灶开馆行医，在这个时候还没有梁仲弘蜡丸馆的店名。由于梁仲弘的行医宗旨是"德""精""诚"，无关患者的贫富，对所有患者细心诊治，遇到疾病不断探讨研究，因此治愈率很高，颇有盛名，求医的人与日俱增。

1. 小儿急惊风，抱龙速脱危

梁仲弘最负盛名的产品当属"抱龙丸"，屈大均《广东新语》中赞此药"广中抱龙丸为天下所贵"。它专治小儿腹痛、吐奶，处方组成有陈皮、法半夏、檀香、砂仁、木香、香附、藿香、紫苏叶、厚朴、薄荷、白芷、白附子、荜茇、川芎、荆芥、独活、天麻、防风、僵蚕、白术、山药、茯苓、白芍、天竺黄、诃子、赤石脂、朱砂，具有祛风、健胃、止痛的效果。据说在梁仲弘蜡丸馆开业的第三日，一个妇人手中抱着生病的小孩从乡间来禅城看病，当她走到梁仲弘蜡丸馆门前的时候，小孩突然唇青面白，双目上视，手足抽搐，喉咙里好像有痰堵塞。妇人手足无措，不知如何是好。梁仲弘见状，立即招呼她进店里，取出抱龙丸，用开水给小孩冲服，很快孩子的脸色转红，手足抽搐及喉部痰声辘辘的症状相继停止，脱离了危险。当时围观的人们纷纷称赞梁仲弘的抱龙丸是婴儿圣药，一传十，十传百，不久，抱龙丸开始风靡各地，特别是穷乡僻壤缺医少药的地区，成为家有婴幼儿者的必备之药。[①]此药1995年被列入《中华人民共和国药典》。除此之外，抱龙丸还有另一个改进品种能治疗小儿惊风。它以琥珀、胆南星为主药，辅以天竺黄、全蝎、麝香、雄黄，现在冯了性药业生产的商品名为"琥珀抱龙丸"。

---

① 陈兆宪：《梁仲弘抱龙丸》，载中国人民政治协商会议广东省佛山市委员会文教体卫委员会编《佛山文史资料》第10辑（名医名药史料专辑），1990，第149-150页。

2. 刮牌疗病

梁仲弘蜡丸馆门前原来竖有一块写有"梁仲弘蜡丸馆"的木制大招牌，因为抱龙丸的奇效，人们深信其招牌的木熬水也可以治病，所以周围的贫苦民众常偷偷刮木屑当作药用，时间一长，完整的大招牌变得面目全非，不堪使用。虽然听起来像是一个笑话，但是却从侧面反映了蜡丸馆在人们心目中的地位。后来到了清初，梁仲弘侄孙梁肇煌特意书写了"梁仲弘祖铺"的金漆招牌。祖铺中现仍存有此招牌及后期清中叶制作的"梁仲弘万应抱龙丸"木匾。

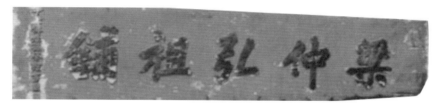

"梁仲弘祖铺"招牌（藏佛山冯了性药业有限公司）

3. "五鬼"进财

传说在梁仲弘蜡丸馆准备开业时，忽然有四人抬着一具棺材进馆，一人托着板凳随后进来。馆内伙计茫然不知所为，细问之下，原来是忤工将邻居办丧买下的棺材送错了。当时封建迷信思想盛行，人们认为发生这么不吉利的事情，梁仲弘时运不济。尴尬之际，梁仲弘灵机一动，一面招呼伙计以茶烟相待忤工，一面对着棺材跪拜叩谢，并对忤工说："辛苦先生给我送来了'官''财'，升官发财呀。"于是递过红包作酬谢，命将棺材抬进偏厅中间放好，除奖赏忤工外，还将棺材簪花挂红，燃放鞭炮，以示庆祝，引来围观者甚多，成为当日佛山一大新闻。后来摆放在偏厅的棺材因日久霉烂，梁氏后代将棺材头尾板雕成两个木头公仔来供奉，以谢财神。据说木头公仔现尚存在梁氏后人手中。[1]

---

[1] 江佐中、吴英姿主编《佛山民俗文化》，广东人民出版社，2009，第36页。

（三）同心济世陈李济

"陈李济"是广东乃至全国历史最悠久的中药品牌之一，与北京同仁堂、杭州胡庆余堂并称我国三大中成药店，品牌跨越明、清、民国、新中国，400多年经久不衰，被称为"全球最长寿的药厂"。陈李济创业之初即以"同心济世"为宗旨，享有"北有同仁堂，南有陈李济"的美誉。

1. 店名传奇

据《中国药史纪年》记载，陈李济药厂在明万历二十七年（1599年）前后创立。[①]

据地方志记载，关于"陈李济"名字的来源，流传着一段传奇故事。

"南海河清乡人陈体全者，家贫，母病瘫，三年不愈。体全露祷西樵山，凡五十余夜，遇采药翁出篮中草一茎、方书一卷，授之曰：'嘉子纯孝，草可疗母疾，方书习之，一生衣食勿虑也。然利济之心不可忘。'体全敬谨受教，归进草汁，母病立瘳。勤诵方书，遂精岐黄。治病多奇效，手制丸药，施济贫病，所赖存活无算。时家亦小康矣。好善孳孳，欲设肆以宏利济。尝觅伙，晨叩某甲门，闻其未起，曰：'懒者不足与谋。'归，途遇李氏子，拱立，问何往，体全语之故，李氏子原从受教，鞭笞无怨。体全察其朴诚，订盟合资设肆。榜门大书'陈李济'。李寻卒，余寡妇孤儿，体全抚恤备至……"[②]

李升佐，南海西樵人，精通医道，在省城广州大南门己未牌坊下（即今天北京路广州陈李济药厂原址）开了一间中草药店。他和陈体全

---

① 陈新谦：《中华药史纪年》，中国医药科技出版社，1994，第152页。
② 宣统《番禺县续志》卷12《实业志》，收入《中国方志丛书》第49号，成文出版社，1967，第189-190页。

的相遇，传说比方志描述得更为细致。据说当日陈体全不小心将货款落在了船上，当时没有发现，直接下船走了，货款碰巧被同船的李升佐捡到，李升佐为人忠厚，没有见利起意，而是在码头等了失主一整天。陈体全回到家发现货银丢失，连忙出门寻找，到码头的时候，李升佐把捡到的银钱分文不少地还给他。陈氏感激李升佐的诚实，将他接到家中要重金酬谢，但是被李升佐婉拒。交谈中陈体全知道李升佐经营药店缺少本钱，便坚持拿出一半货银投资李氏经营的中药店，李升佐谦辞再三后答应下来，当即用红柬写成合伙文书，取陈李二姓，再突出一个"济"字，曰"本钱各出，利益均沾，同心济世，长发其祥"，店名"陈李济"由此而来。不久，两人挑选了一个吉日，风风火火地在广州大南门将"陈李济"的牌子挂了起来。通过此事，陈氏与李氏的情谊凝结在陈李济药店上。

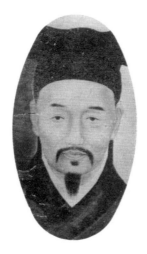

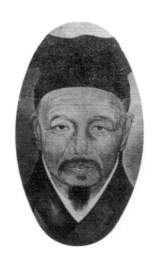

李昇佐公　　　　　　陳體全公

李升佐与陈体全

　　陈李济从一个美好的故事开始，创业之初即以"同心济世"为宗旨，这种精神一直贯彻于整个企业的发展中。"济"是给予，是对弱者的扶助，"济"更是目的，是对博大精深的以"仁"为核心的中华文明传统的继承和发扬，有济世之心，才会坚守古方正药之"正"。

2. 御赐"杏和堂"

陈李济开张后，研制了各种"古方正药"行世，生意兴旺。据说，同治皇帝有一次偶然得了感冒，腹痛吐泻不止，御医商量后，建议服用广州陈李济出品的追风苏合丸，果然奏效。皇上大喜，遂赐"杏和堂"三字。因此同治年间，陈李济又被称为陈李济杏和药厂。民国初年颁布商标法，"杏和堂"被立案注册成商标，沿用至今。

同时朝廷还钦定陈李济珍藏的百年旧陈皮为广东每年进奉内廷的贡品。光绪年间，"帝师"翁同龢又为陈李济题写"陈李济"店名，三个鎏金大字至今尚存。

下图为民国三十年（1941年）陈李济的商品广告，上面即有"杏和堂"字样。

陈李济药店坚持选料上乘，配方严谨，该厂保存了一副逾百年的木质楹联"火兼文武调元手，药辨君臣济世心"，可见其独特的企业文化。

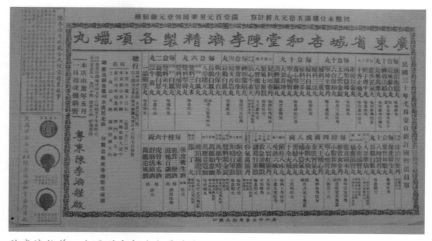

陈李济仿单，上面列出各地分号地点

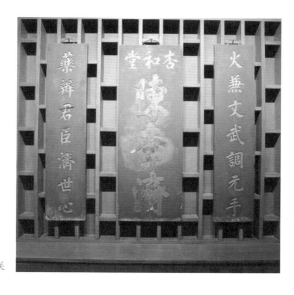

陈李济对联

3. 文化遗产蜡丸工艺

陈李济蜡丸的生产工艺非常独特，蜡壳由蜂蜡和木蜡混合铸成，然后将药丸包裹其中，再用蜡密封。清代黄佛颐撰写的《广州城坊志》写道"双门底陈李济蜡丸药肆，肇自国初"[1]，记载了蜡丸生产的时间，这是所见有关蜡丸最早的记载，佐证了"陈李济"药店是蜡丸工艺的发明者。陈李济蜡丸的制作流程有八大工序，分别是：煮蜡、串原子、蘸蜡、锵壳、入丸、封口、剪蒂、盖印。把蜡熔化变成液状，叫"煮蜡"。要做成一个蜡壳，先要有一个模具圆木芯（木丸子），操作时将木芯固定到一条棍子上，这个工序就是"串原子"。把串好的木丸子放进熔化的蜡里面来裹蜡，把蜡一层一层地裹在木芯上，这道工序叫作"蘸蜡"。蘸完蜡之后就形成了一个球状蜡壳，但由于那个蜡壳是裹住木芯的，就要用刀在它上面切开一个口，这样才能把里面的木芯拿出来，所以这道工序叫"锵壳"，"锵"就是切的意思。"锵壳"完成之后，把蜡壳打开，把药丸放进去，这个工序叫作"入丸"。放完药丸后

---

[1] 黄佛颐：《广州城坊志》，钟文点校，暨南大学出版社，1994，第114页。

要再把蜡壳封起来，这个操作就是"封口"。封口之后，原来的蜡壳还带有一条木柄拿出来时留下的"尾巴"，需要把它剪掉，这就叫作"剪蒂"。盖上药品名，就是"盖印"。对于特别名贵的，还要盖上陈李济的金章（金色字印章）。完成了这八道工序，这蜡壳丸就基本制成了。每一道工序都会有一个操作规范，比如蘸蜡，蘸多少次，每一次停留的时间多长，蜡温控制，蘸完之后怎么操作才让蜡蘸得比较均匀、厚薄一致，蘸蜡后马上要放入水中冷却，用什么水、水的冷却温度等也都有要求。

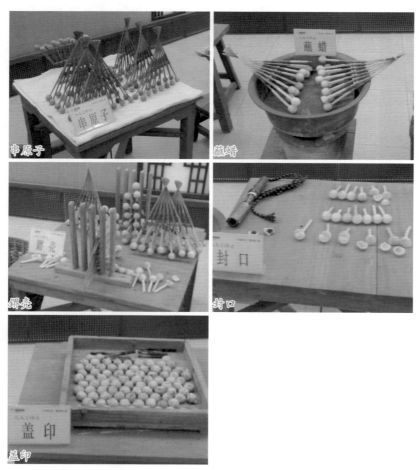

蜡丸制作流程

几百年来，陈李济生产的中成药很多，其中著名的苏合香丸、大活络丸、益母丸、宁坤丸、附子理中丸等都是蜡壳丸。据说有蜡壳药丸保留百年而不变质，这可能是这种古老剂型历经沧桑而不被淘汰的重要原因之一。1981年，联合国教科文组织将陈李济药厂的蜡丸生产工艺作为文化遗产拍成纪录片，向世界推广。

广州陈李济药厂在1954年公私合营时期，以陈李济为主厂，先后并入神农、万春园、伟氏、冯致昌、何弘仁、燮和堂、橘香斋等7家私营药厂和1家甘泉药社、1家专业加工蜂蜡的个体户"大生合记"等，组成"广州陈李济联合制药厂"。[①]1993年，陈李济获国家首批"中华老字号"称号。2007年，"陈李济中药文化"入选"广东省非物质文化遗产名录"。2010年，陈李济改公司制并创吉尼斯世界纪录，被认定为"正在运作的最古老制药厂"。

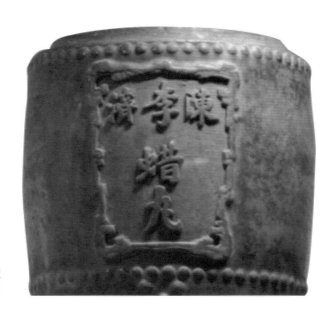

陈李济药罐
（广东中医药
博物馆藏）

---

① 甄人、谭绍鹏主编《广州著名老字号》，广州文化出版社，1989，第39页。

（四）敬业修明敬修堂

敬修堂是著名的"中华老字号"企业，拥有200多年的历史，始创于清乾隆五十五年（1790年），当时浙江慈溪人钱澍田由一富商资助，在广州城南门创办了敬修堂药店。"敬业修明、广施妙药"是敬修堂的宗旨。

1. 敬业修明，有钱有田

"敬修堂"药店创立于1790年，创始人为钱澍田。据《中华药史纪年》载："1790年（乾隆五十五年），广州敬修堂药店开设，该店所产成药'回春丹'很有名。"[①]钱澍田原籍浙江慈溪，名世禄，字宠光，人称澍田公。钱氏是吴越千年名门望族，始祖是吴越王钱镠。钱澍田自幼习读儒家典籍，年轻时曾多次应秀才考试，却都未入选，转而决定弃儒从商，去杭州贩丝绸到广州卖。钱氏懂医术，知药性，常常自制丸散药物备在贩运货物途中，防治疾病。客途中如果遇有病者，也会乐于赠药医治，久而久之，在往返途中，常有人伫候讨药。1790年，广州有一富商的幼儿患病，屡医无效。有人代请钱澍田到富商家医治，钱澍田因为不是职业医生而进退两难，最后硬着头皮去试试。通过外用拔痧的手法，内服自制的"回春丹"，几天后，幼儿转危为安。富商为了感激钱澍田的救子之恩，赠款资助他在广州城南门口太平桥（今人民南路175-179号）开设了一家药铺，取名敬修堂[②]。钱澍田受儒家思想的影响，"敬修"寓意"敬业修明"。"敬业者，专心致志，以事其业也"（《朱子文集》）；修明者，积极进取，以发扬其业。钱澍田还自行设计商标"园田牌"，其外形是一枚古铜钱，圆圈之内连接着一个"田"字，巧妙地把自己的名字隐喻其中。此外还有以下寓意：一是方圆大

---

① 陈新谦：《中华药史纪年》，中国医药科技出版社，1994，第188页。

② 梁文爵：《源远流长的中成药制造业》，载中国人民政治协商会议广东省委员会文史资料研究委员会编《广州文史资料》第三十九辑，广东人民出版社，1989，第110页。

地，敬业修明，广施妙药；二是"园田"与古钱币的形象相似，有钱有田，隐含生意兴隆、财利滚滚之意；三是外圆代表与外界交往圆融，道路通畅，内方表示内部井然有序，工作严谨，协调和谐。①

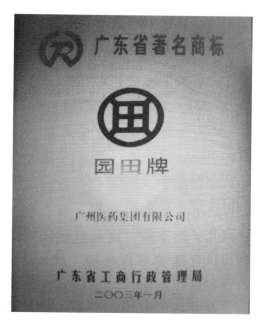

园田牌商标

2. "跌打万花油"与敬修堂

抗战期间，敬修堂获蔡忠献秘方"跌打万花油"。

在南粤一带流传一句家喻户晓的民谣"家有万花油，跌打刀伤不用愁"，指的就是久负盛名的"跌打万花油"。该药成分独特，消炎止痛，去肿活血，功效显著，被誉为跌打刀伤的神药，风行国内、东南亚各地，甚至远销欧美地区。《广州市志》载："广州历史上生产纯中药油的厂家是敬修堂药厂，其中销量最大的是跌打万花油。"该药的发明人即蔡忠。

---

① 严志标主编《敬业以精　修明唯诚——广州敬修堂（药业）股份有限公司发展史》，广东科技出版社，2010，第10页。

蔡忠是清末岭南骨伤名医，原籍雷州半岛海康县，字世昌，是蔡氏骨伤流派创始人。他一度到新加坡谋生，看到当地华人多做苦力，患跌打骨折外伤较多，而付不起昂贵的药费，决心继承前人医药经验，为劳苦百姓造福，为中华医药振威。

蔡忠总结多年行医的经验，吸收民间良方精华，集各骨科名家所长，在传统的中药配方上创制一种使用简单、价钱便宜而又效果好的骨伤科药。为了做成外用药，他一边行医，一边研究外用药制法。蔡忠对制法工艺极其严格，道道把关。首先确定药物种类，经多次增减，最后确定选用84种中草药，采用道地药材；然后将所有用药切碎，置于一个大缸中，用油浸泡30日，再水溶加热，温浸数十小时，待药物放出油液，最后人工挤出油液，静置过滤，生产周期长达50日。同治十二年（1873年），在他29岁时，终于研制成功，定名为"跌打万花油"。它具有活血化瘀、行气止痛、祛风祛湿、解毒消肿、舒筋活络等功效，疗效快速，而且经济实惠，携带方便，一经问世，立即赢得良好称誉，被视为医治骨折、脱位、刀伤、火伤的妙药、圣药，不但在新加坡当地成为抢手货，还畅销东南亚其他地区。

蔡忠在海外漂泊了多年，思乡心切，也想早日把跌打万花油带回国内，造福桑梓。此时，清政府已是风雨飘摇，没有精力缉捕洪熙官等反清武林弟子。清光绪二十四年（1898年），54岁的蔡忠举家回国定居广州，在西关丛秀南路6号开办跌打骨伤医馆，名"普生园"。由于医德高尚、医术高明、声誉甚佳，每天求诊者络绎不绝。行医的同时，他又设厂生产自己创制的跌打万花油，行销国内外，有"跌打万花油，铁打的市场"之称。

抗战时期，日寇占领广州，在战争中大量伤兵急需医治，他们得知普生园医馆的跌打万花油对跌打刀伤具有神奇疗效，便多方寻找蔡忠下落，欲逼他交出独门配方。他设法避开日寇，冒着生命危险，暗中把处方献给当时享有盛誉且规模较大的敬修堂药房，以便让名药流传和造福后人。完成心愿后，1943年春，蔡忠悄然南返故乡。同年秋，蔡忠病逝于老家，享年99岁。①

其名牌产品"跌打万花油"成为敬修堂的主打产品流传至今。1989年，敬修堂生产的"跌打万花油"获得国家银质奖，被列为国家中药保护品种，并被评为中华特色药。2009年，跌打万花油入选广东省岭南中药文化遗产名录。②

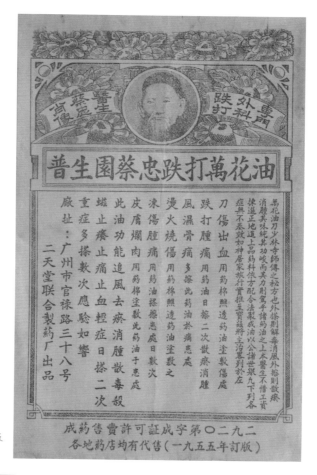

跌打万花油1955年版
说明书

---

① 陈凯佳、黄枫、李主江主编《岭南中医骨伤科学术流派》，人民卫生出版社，2021，第78页。

② 严志标主编《敬业以精　修明唯诚——广州敬修堂（药业）股份有限公司发展史》，广东科技出版社，2010，第14–15页。

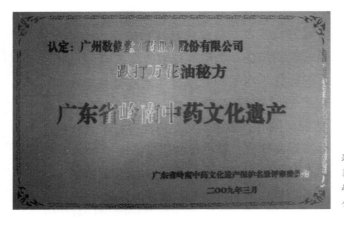

认定：广州敬修堂（药业）股份有限公司

跌打万花油秘方

广东省岭南中药文化遗产

广东省岭南中药文化遗产保护名录评审委员会

二○○九年三月

跌打万花油
获得广东省
岭南中药文
化遗产认定

3. 百年石碑见证敬修堂"契约"历史

清同治六年（1867年），钱家后人分为乾、坤两房，乾房下分金、玉两房，坤房下分仁、义、礼、智、信五房。清光绪二年（1876年），各房立下详细而且严密的协议，不料在光绪八年（1882年）七月初三，药铺因旁边的茯苓店油灯失火而被殃及，协议被毁。于是各房重新商议，定下店规，并于光绪九年（1883年）八月立碑。石碑共刻有9条条款：一是关于利益的分配，二是关于制约透支行为，三是关于分红方式，四是关于用人，五是关于亏欠的追债，六是关于保存世业，七是关于房契的保管，八是关于药料和药方的管理，九是关于置办义田。这块石碑在1976年秋天敬修堂拆建改造人民南路太平桥脚的生产楼房时被发现，石碑长约2米、宽约0.5米，被一位姓陆的维修工当成石块搬到宿舍门口，作洗衣板用。直到1990年敬修堂筹建200周年大庆活动时，这块石碑才被重新发现，它成为敬修堂的镇店之宝。石碑印证了敬修堂是最早订立"契约"的制药企业。其中"一议精置药料。本堂存心济世，一切进货，务须格外精细，选择地道，恪遵遗方，虔诚修制。其上品细料，归督理兑亲自研碎，方交司事饬夥照合以绝弊，其方簿归督理经管存照"阐明了敬修堂从药物的选择、加工到管理均精益求精，"敬业修明"。这块石碑今天还竖立在敬修堂黄岐生产基地办公楼的显著位置，在员工上班必经之路旁①。

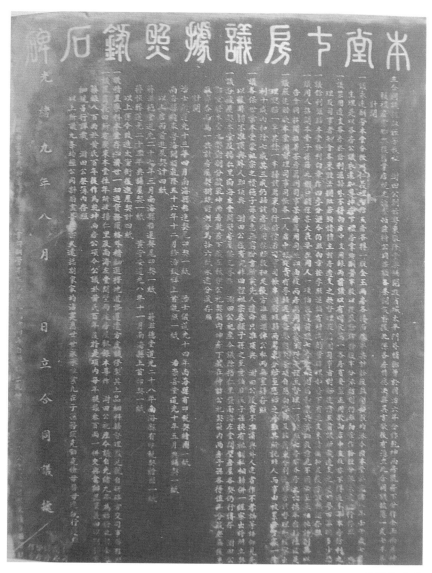

敬修堂石碑

① 辛年香：《基于档案文献编纂挖掘企业历史文化——以敬修堂档案文献编纂为例》，
《科技情报开发与经济》2011年第30期，第136–138页。

（五）药王药酒冯了性

至今佛山还流传一句俗语："识就冯了性，唔识就误了命。"这句朗朗上口的广告词出自老字号冯了性，意思是知道（的人）就用冯了性，不知道（的人）就误了命。冯了性风湿跌打药酒以其独特的组方和制作工艺在佛山世代相传，新中国成立后被《中华人民共和国药典》所收录。冯了性风湿跌打药酒传统组方及工艺于2009年入选佛山市第二批非物质文化遗产名录，2012年入选广东省第四批非物质文化遗产名录。①

1. "了性"来由

冯了性药业的创始时间有几个说法，一般是从"冯了性"正式的商号算起（1659年）②。冯了性祖籍广东新会。父亲冯国琳略懂医道和药理，在家乡新会开设了药铺，凭借着多年的行医经验，研究创制了一种药酒，用于治疗风湿跌打等疾病，取名为万应药酒，最初只是自用和赠

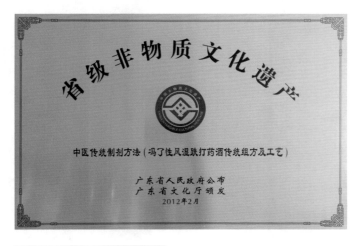

冯了性非物质文化遗产牌匾

---

① 广东省非物质文化遗产保护中心：《广东省非物质文化遗产名录图典2》，广东人民出版社，2013，第194页。

② 邹威尧主编《古今印证　佛药冯了性——佛山冯了性药业有限公司发展史》，广东科技出版社，2012，第14页。

送给街坊乡民，后因疗效确切，前来购药的人逐渐增多。[1]后来药铺迁往佛山，在正埠渡头（今汾宁路一带）搭了一个棚子出售药酒。冯国琳的儿子冯嘉会生性好学，天资聪颖，一边读书，一边协助父亲经营店务。

佛山河涌纵横，居民傍水而居，多受风湿病痛的困扰。冯嘉会发现，父亲冯国琳研制的万应药酒虽能缓解酸痛，却无长效。如何进一步提高万应药酒的功效，以缓解乡民的病痛？冯嘉会怀着慈怀济世之心搜寻良方，听说南少林有高僧精通病理，冯嘉会不远万里前往。一路上游历不少名山古刹，遍访各地名医，救助当地乡民，既练武功又潜心求学。他拜高僧为师，一度削发修行，最终打动了古寺高僧，高僧愿意将对刀伤、跌打、劳损、风湿骨痛均有奇效的秘方传授给他。在修行期间，方丈赐名"了性"，"了性"一名由此而来[2]。经过冯了性的潜心研究，药酒的配方和制作工艺日渐完善。1659年，冯了性主持药铺经营，把万应药酒改名为"冯了性风湿跌打药酒"。

关于药酒的配方，还有一个传说。一次，冯了性在售卖药酒时，由于挑药酒太累，停在路上睡着了。此时一条蛇顺着挑酒的藤枝往上爬，因蛇身过重，连同藤枝一并掉进酒里。谁知这一巧合，却让冯了性发现酒性和挑酒的藤枝有关，而这条藤枝就是中药材丁公藤。后来，冯了性改良药酒的配方，以丁公藤为主药，辅以其他26味药材制成药酒[3]。药坊也定名为"冯了性药铺"，药铺还生产其他跌打药品，在当时被称为"药王"。

冯氏家族随着药酒的成名，成了佛山的名门望族，主要聚居于隔塘大街（现门牌为隔塘大街9~17号）。据冯了性后人冯本诚回忆，自己出生在佛山，小时候在祖庙附近居住。在他居住的老宅子附近，有一座冯了性的旧居大楼。大楼上有一副对联"启宅龙田，卜居凤地"，据说是

① 辛年香：《企业档案与百年老字号》，《科技视界》2013年第32期，第237页。
② 佛山炎黄文化研究会，佛山市政协文教体卫委员会编《佛山历史人物录》（第1卷），花城出版社，2004，第77页。
③ 黎红玲：《冯了性评传》，《佛山日报》2013年7月31日，D18版。

冯了性所作。

2. 药酒传说

上海、江西等地都流传着关于冯了性药酒的传说。相传一位麻风病女子因口渴囫囵喝了冯了性家一缸酒后病好了，后来人们去查看时发现有一条蛇不小心掉在了酒里面，这就成了后来的冯了性药酒[①]。而清代《验方新编》曾载有真实的饮用冯了性药酒的案例："有人风瘫，一身四体不能转动，百药不效，后服冯了性药酒一钱，浑身出汗，上呕下泻，半日后行动如常，用药调理，霍然全愈，神效非常。又有一少年风瘫，先饮此酒五钱不效，后渐至一两始见功效。此少年体壮者，饮之无碍。若体虚及老年人不宜多饮，是所切嘱。酒，广东佛山镇并省城及广西省城有买，并有药单。"[②]

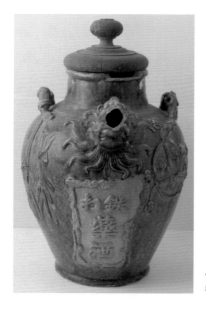

冯了性"跌打药酒"罐（藏广东中医药博物馆）

---

① 中国民间故事集成全国编辑委员会编《中国民间故事集成·江西卷》，中国ISBN中心，2002，第383页。

② 鲍相璈：《验方新编》卷14，天津科学技术出版社，1991，第578页。

佛山为粤剧艺人汇聚地，武馆多，训练打斗过程中容易受伤，而且当地冶炼业发达，工伤频发，价格低廉的冯了性风湿跌打药酒尤其走俏。清嘉庆五年（1800年），冯了性的后人还在广州小市街（今解放南路）开设分店，接着在上海和港澳等地也开设分店，产品远销美洲及东南亚各国。至清末，随着家族的扩大，一些后人在江西、湖南、浙江、苏州等地自立门户，设厂生产、销售"冯了性风湿跌打药酒"，产品风靡全国。

3. 佛山药王与药王庙

当时的冯了性药铺还被称为"佛山药王"，据说当时林则徐在广东整顿海防，"冯了性"药铺为军队免费送医送药，林则徐为"冯了性"药铺题匾"佛山药王"，以褒扬冯了性药铺为将士送医送药的义举。2003年，任流著长篇小说《佛山药王》，这是一部描写清代岭南中成药之乡佛山众多药王创业、守业和拓业传奇的作品。通过讲述冯了性药铺及冯伟轩一家在内忧外患之际与贪官奸党展开反复周旋、斗争，反映了佛山众药王善心救世、屡立奇勋、踵事增华的不朽精神。后有叶振邦粤语版评书。

佛山还曾有一座药王庙，位于祖庙街道辖区市东下路东侧，过去此一带称为"竹栏"，又称竹栏街，附近有晒布、晒果干、晒熟药场所。相传一位药材商家带着所收到的货款，顺路往竹栏附近晒熟药材地察看，不料途中被盗贼抢劫并刺伤，流血不止，恰遇冯了性路过此地，他立刻取出自带的刀伤跌打散及药丹，给伤者外敷内服，数日便痊愈。为感谢冯了性的救命之恩，药商特意登门拜访并给冯氏送上"救死扶伤"牌匾，还表示要捐巨资在遇事之地建药王庙，作为纪念。此事得到冯了性、梁仲弘等药铺的东家襄助，不到两年，药王庙便在竹栏地段建成。庙宇建筑颇有规模，设有山门、前殿、正殿，两殿之间设有天井，两边有廊相通，整座庙宇肃然庄重，古朴典雅，与石湾"陶师祖庙"齐名。药王庙所祀是唐代医家孙思邈。建成后，每年农历四月廿八日的药王诞，到药王庙上香的人络绎不绝，其中不少是制药业人士。药王庙历经多次重修，重修后在庙前门外立有一对石雕双龙柱，雕刻图案精美。

1938年，抗日战争期间，日本人在竹栏街修马路，药王庙被拆了一半，双龙柱被废弃在瓦砾中。1957年，后座主庙也因基建被拆除，被废弃之双龙柱被文物保护单位收藏到祖庙博物馆内，后安放在祖庙公园正门内侧而得以保存。至此，佛山药王庙成为历史。[①]

4．佛药冯了性

新中国成立后，1956年实行公私合营，"冯了性"药铺被并入国药商店。此外，国药商店加工厂还合并了广生堂、保滋堂等28家厂店。2000年，佛山市制药一厂企业改制，恢复"冯了性药铺"老字号，定名为"佛山冯了性药业有限公司"，重新注册"冯了性"商标，实现了企业名、产品名、商标三位一体。主要产品除了"冯了性风湿跌打药酒"外，也承接生产在公私合营期间并入的一些老字号的产品，如梁仲弘的"抱龙丸"、梁财信的"梁财信跌打丸"、马百良的"儿科七厘散"、李众胜的"保济丸"、黄恒庵的"乌金丸"、人和堂的"活络丸"、集兰堂的"蛇胆陈皮散""蛇胆川贝散"、蛇王满的"蛇胆川贝含片"等。还研发生产了新的产品，如竭红跌打酊、白灵片（酊）组合、柴石退热颗粒等。

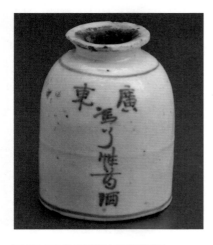

"广东冯了性药酒"青花药瓶（藏广东中医药博物馆）

---

① 《佛山药王庙》，载于禅城区档案局官网：http://www.chancheng.gov.cn/mlsc/gcjd/content/mpost_903154.html。

（六）韩康遗业黄祥华

走近佛山岭南天地文明里7号，可以见到清代商业街"竹筒屋"式铺面，为传统前铺后居式布局，上书"清咸丰黄祥华祖铺"，店中保留着竖式招牌石础。这就是黄祥华如意油的祖铺。

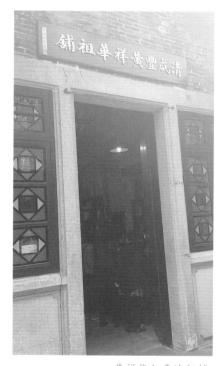

黄祥华如意油祖铺

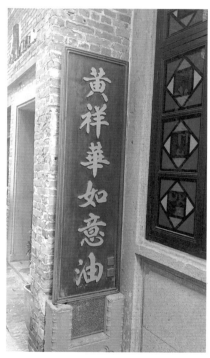

黄祥华如意油竖式招牌石础

1. 从灯饰到药油

黄祥华药铺创始于清朝咸丰年间，由黄兆祥创立。黄氏家族祖籍广东南雄珠玑巷，为当地望族。1644年清兵入关，黄氏离开南雄避难于佛山，讳南雄，以佛山为祖籍。黄兆祥与父亲黄元吉，依靠制作"金花""花灯"糊口。黄元吉去世后，黄兆祥继承父业，销售"金花""花灯",定铺名为"黄祥华灯饰"。①

黄元吉在世时,一日,黄兆祥两弟及老父亲均因感暑而卧床不起。文明里附近一条小巷内有一间"白衣庵",庵住持为一老尼,与黄元吉婆媳交往甚密。住持刚好路过黄家,了解情况后,即唤黄兆祥随其返庵。她在一堆经卷中翻寻出一页又黄又发脆的纸片,上书有一条药方,她嘱咐黄兆祥按方配药,服用后果然药到病除。以后,邻家谁人中暑或感冒,按方配药煎服,亦均霍然而愈。因方子来自禅门,黄兆祥及老父亲元吉便把此药方视同拱璧,什袭珍藏,留存子孙。②

黄兆祥第四个儿子黄奕南想把"神方"熬制成药浓缩起来,方便随身携带,以防不时之需。他把这个想法告诉了父亲、五弟(当时镇内的儒医)、母亲和妻子,得到了他们的支持,随即开始了"神方"成药熬制的试验。药液浓缩取得了成功,但是浓缩的药液携带不方便。他便和五弟商量,要制作出一种药油,"只吃一点点,便能把病治好",于是兄弟俩携手合作。五弟运用医学知识,分析了"药方"的药物构成,多次进行了药物成分和药物分量的加减,找到了熬炼成药油的新方法;而黄奕南则按此方法进行了多次的熬炼试验,终于熬制出一种保存有原药方特效的药油。主要成分有薄荷油、艾油、肉桂油、丁香、甘草、血竭、杏仁。药油搽食兼用,可应用于四时感冒、肠胃不适、小儿腹痛、风痰咳嗽、小刀伤出血及小烫伤、蚊虫蜇伤等。

黄兆祥、黄奕南父子首先将药油赠送给亲友、邻居使用,疗效满意,无副作用。于是黄奕南随身携带这种药油,下乡贩卖金花、花灯时,就随手送给顾客使用。起初,药油是免费的,后来口碑日广,人们对药油索取日渐增多,黄奕南就收取药油成本费,但即使如此,出钱索求药油的群众不减还增,供不应求。征得父亲同意后,黄奕南开始专职

<hr>

① 陈志杰:《佛山成药业的祖铺老号》,载中国人民政治协商会议广东省佛山市委员会文教体卫委员会编《佛山文史资料》第10辑(名医名药史料专辑),1990,第130页。

② 冯绍卿:《"黄祥华如意油"的创建、盛衰和中兴》,载中国人民政治协商会议广东省佛山市委员会文教体卫委员会编《佛山文史资料》第10辑(名医名药史料专辑),1990,第162页。

熬炼药油，定名为"黄祥华万应如意油"，将"黄祥华灯饰"的招牌也改为"黄祥华药铺"，专营"黄祥华万应如意油"。

2. "韩康遗业"

据传，清代光绪十年（1884年）4月，两广总督李鸿章赴广州上任，有一宠姬随行。此宠姬初到广东，水土不服。一天深夜，宠姬突发腹痛吐泻，慌得仆妇们手忙脚乱，一名广东仆妇急忙在襟袋内掏出一瓶如意油来，给她又服食又外搽，宠姬腹泻遂止，安睡至天明。第二天，李鸿章知道此事后，既责怪仆妇们"大胆妄为"，又颇感此药油"怪异"，立即传召黄祥华药铺的东家黄奕南，询问如意油的药效及其经营情况。因有为宠姬治病之功，又知道药油已经广泛行销于佛山及四乡，李鸿章一时高兴，命僚属取来一幅宣纸，大书"韩康遗业"四字赠给黄奕南。黄奕南如获至宝，欣喜若狂。为什么这四个字让黄奕南如此欣喜呢？这源于"韩康卖药"的典故。

其故事见于《后汉书·韩康传》。韩康，字伯休，京兆霸陵人，常游走于名山大川采药，然后到长安集市上叫卖，价钱一锤定音，从不讨价还价，三十余年不变。有一次，一位妇人向韩康买药，纠缠了大半天，韩康不让分毫。妇人生气道："你莫非就是人们常说的韩伯休？"韩康长叹一声道："我隐姓埋名三十多年，本想逃避现实，不料今日连集市上的普通妇人都知道我韩伯休，我何必再卖药！"于是收拾行囊，入霸陵山中隐居去了。这里韩康"药不二价"，其实是表明自己的药物货真价实，没有还价余地的意思。此后，"韩康卖药""药不二价"就成了"卖药"及"药物好，货真价实"的代名词，如南朝陈徐陵《长安道》诗："韩康卖良药，董偃鬻明珠。"清代顾炎武《赠邬处士继思》诗："市中问韩康，药肆在何许。""韩康遗业"体现了李鸿章对黄祥华的极大肯定。黄奕南立即造镜框收藏，在铺中披红升挂，一时引起轰动，黄祥华如意油不胫而走，销量猛增。此墨宝约在抗日战争时失去，黄氏后裔黄凝鎏年幼时曾多次听父母述及，后在黄奕南遗留下来的药油说明书上发现印刷版，至今沿用。①

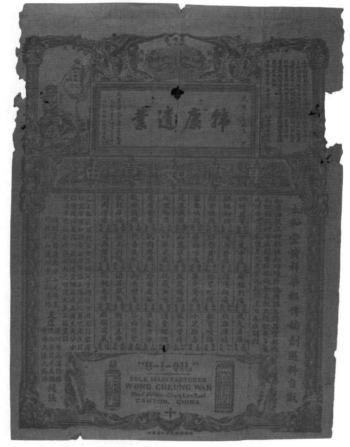

黄祥华广告纸，上有"韩康遗业"字样（藏广东中医药博物馆）

3. 科场赠油

"如意油"迅速深入千家万户，黄奕南在现升平路增设店铺一间，随后又在我国汕头、江门、上海、香港和新加坡漆木街等地设分店，在

---

① 冯锦卿：《"黄祥华如意油"的创建、盛衰和中兴》，载中国人民政治协商会议广东省佛山市委员会文教体卫委员会编《佛山文史资料》第10辑（名医名药史料专辑），1990，第165页。

广州浆栏街（现浆栏路）开设总铺。经过"韩康遗业"一事后，黄奕南深感官吏之"一言重九鼎"，于是决心借重官吏的赞誉做好药油的宣传。当时清朝采用"开科取士"的办法选用官场人才，广东乡试都集中在广州进行，世俗说"只有穷秀才，没有穷举人"，大多数穷秀才来自广东各地，如考中举人，便可算进入官场，衣锦荣归，称誉一方。黄奕南发现这是一个商机，便派人在广州试场门口向所有入场考试的秀才无偿派送"如意油"。因药油平时涂搽，有醒脑提神之功效，对辅助考试也有一定作用，故深受欢迎。就这样，秀才们不论是否考中举人，返回家乡时，都会有意无意地谈及"如意油"的药效。这间接起到了有力的宣传作用。[①]

4. 盲公收银

民国初年，官绅兵匪相互勾结，制造假银元欺诈人民。穷苦的劳动大众有时缺乏辨别能力，一旦拿了假银元，辛劳便付之东流！黄奕南此时已是大富商，他暗地里吩咐广州浆栏街的总店司理，在卖药油时可以"诈盲"收取银元，但不设"找赎"。一个"银元"可以买一瓶大号如意油（当时售价是一两白银一两油），这样，"拿着假银元无处使"的劳苦大众，便终于寻着了一个购物去处。药油虽不能饱肚，但可以用于防治四时感冒、肚痛呕吐、刀伤咳嗽等。于是，手上误持有假银元的人们纷纷涌向广州浆栏街，涌向"黄祥华药铺"！店内的掌柜收银给药，连看都不看！"盲公收银"引起了很多商号特别是同行嘲笑。但是黄奕南"笑骂由他笑骂，好汉我自为之"，把收取假银元看作配合修宗祠的"行善积德"。[②]

1918年，"黄祥华"由黄奕南侄子黄颂陶接任司理，总管业务。

① 冯锦卿：《"黄祥华如意油"的创建、盛衰和中兴》，载中国人民政治协商会议广东省佛山市委员会文教体卫委员会编《佛山文史资料》第10辑（名医名药史料专辑），1990，第166页。
② 同上书，第168页。

1938年，日本侵略华南，佛山沦陷，国内战火蔓燃，各地交通受阻，成药内销全部中断。太平洋战争爆发后，药油外销全部崩溃。"黄祥华"设在各地的分店纷纷倒闭，祖屋先后为日寇、国民党县党部所霸占，黄氏子孙各奔东西。1950年，黄凝鎏全家前往香港，后与母亲重操祖业，以"黄祥华流行堂帆船牌万应如意油"的名称在香港申请注册。之后又相继在新加坡、马来西亚、印度尼西亚等国注册，"黄祥华如意油"行销世界各地。1987年，黄祥华第五代后人黄启昌经过一系列手续，使"黄祥华如意油"返回祖国，由佛山药材公司负责向各地经销。

（七）小儿七厘马百良

马百良是广东著名老字号，创于1822年（道光二年），至今已有200年历史。马百良以"药效显著，药到病除"为制药宗旨，专门研制各种古方成药，包括膏、丹、丸、散、茶、油、酒等，始创产品为儿科良药珠珀七厘散，此外还有八宝盐蛇散、万应保婴丹、八宝惊风散等。

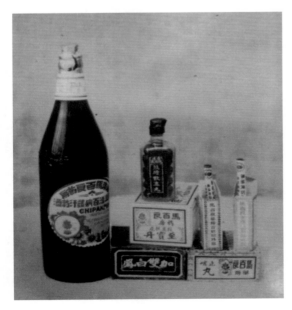

民国初年粤东马百良产品

1. "家有七厘散一盒，唔怕小儿惊风同夜哭"

"七厘散"是马百良治疗小儿惊风的常用药物，创制于清朝道光年间，当时，很多小儿患上惊风病，由于得不到及时救治而夭折。豆豉巷的保滋堂所出售的"珠珀保婴丹"是治疗小儿惊风之良药，十分畅销，但是配方药料贵重，售价昂贵。马百良见此，在牛黄、麝香、珍珠、梅片等贵重中药中，多添加一些全蝎、蝉蜕、钩藤等平价祛风药物，药粉用乌金纸、砂纸先行包卷如香烟头大小后，放在蜡壳内封固，这样的包装既轻便又可久存不变，适合百姓携带保存。它的分量只有七厘相当于0.21克重，故名为"七厘散"。初期，在店中介绍给患者使用，如果遇到贫困者便会半价出售，甚至赠送，使用过的人都称赞说疗效高、价钱公道。两三年之后逐渐畅销，除佛山之外，广州、广西梧州也有销售。到民国初期，马百良以"家有七厘散一盒，唔怕小儿惊风同夜哭"为宣传语，使七厘散广为传播。①

2. 商标之争

1875年（光绪元年），佛山马百良药房业务扩展至省城广州，在永汉北路（现北京路）开设第一间分店，位于大南门内双门底。之后马百良的第四个儿子马可舟继承父业，并在佛山豆豉巷另设新店，将宝炉作为商标，后改名为广东马百良药房，主营膏、丹、丸、散、茶、油、酒等，多数产品是自己厂房生产的。②1892年（光绪十八年），在浆栏街开设广州第二间分店。1903年（光绪二十九年），马可舟之子马仲如在香港上环大马路皇后大道中310号独资开办分店，这是香港创业的开始。

---

① 梁瑞沧：《"马百良"七厘散创办史》，载中国人民政治协商会议广东省佛山市委员会文教体卫工作委员会编《佛山文史资料》第10辑（名医名药史料专辑），1990，第172～174页。

② 南海市地方志编纂委员会编《南海县志》，中华书局，2000，第1131页。

　　1911年（宣统三年），马仲如在汕头埠镇邦街开分店，此后相继于1912年开设星加坡（现新加坡）大马路分店，1913年开设暹罗（现泰国）京城聘街分店，1914年开设荷属泗水埠（现印度尼西亚泗水）嫦娥友丹街分店，1922年开设澳门果栏街27号分店及工场，1927年开设荷属巴达维亚（现印度尼西亚雅加达）掌更案街分店，1928年开设江门食后街分店，1931年开设广州市太平南路分店，同年于广州花地（现芳村）日升园开设分店。①

　　1913年，马仲如将"宝炉牌"商标在爪哇注册。1929年，马仲如又将"宝炉牌商标"在广东注册，从此审定书中可见，申请人为"马百良药房马仲如"。

　　1931年，马仲如鉴于需要与广东马百良药店出品有所区别，将其私人属下的药业改名为粤东马百良仲记药房。

　　据《佛山文史资料》记载，抗战期间广东马百良药店和粤东马百良

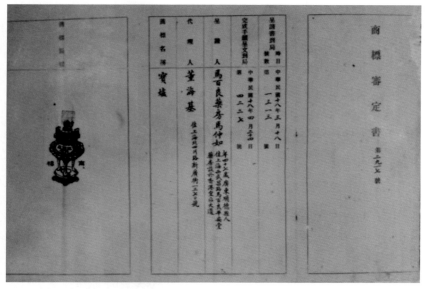

"宝炉牌"商标广东注册审定书

---

① 粤东马百良药房以宝炉商标为记之证据，民国二十年（1931年）粘贴本。

仲记药房因各自逃难去了香港，国内外分店都被迫停业。马百良的儿子去世后，家业由孙子马仲如、马剑泉等继承。1941年香港沦陷后，马剑泉回佛山，马仲如回广州，后因"宝炉牌"七厘散产生纠纷而引起诉讼，最后马剑泉胜诉，"宝炉牌"商标判为佛山马百良所有。广州马仲如则将其肖像与"马百良药"图案注册为"象牌"商标。1949年，广东马百良和粤东马百良皆迁往香港继续经营，原佛山药厂由杨尧代理。

1956年公私合营期间，佛山总店与十多家药厂合并为联合中药厂。1958年又与三联药厂和源吉林药厂合并，改名为佛山联合制药厂，"七厘散"一直到现在还是该厂产品之一。[①]广州分店1956年与两仪轩、杨桐竹林、黄体超、江伯昭、梁济时、蛇王福、叶联合、公生药厂和奇和堂成药社等十间厂组成公私合营马百良联合制药厂，1964年改名为利群药厂，1966年再改名为广州中药四厂。1979年与广州中药一厂合并，目前的名称是广州白云山中一药业有限公司。[②]1958年，粤东马百良仲记药房在香港正式注册成为马百良药厂有限公司。1988年，广东马百良药房停止营业，将其注册商标"宝炉牌"售与马百良药厂有限公司。2001年，香港马百良在广东省惠州市成立马百良保健食品（惠州）有限公司。

3. 仁人利普

马百良医术高明，常为达官贵人诊治，曾接受过清朝大小官员赠匾牌11块之多，有钦点翰林院修撰大臣崇绮的"金液银丸"匾牌，以及御赐进士及第翰林院修撰加一级梁耀枢的"仁人利普"匾牌等。他将药铺所售的各种成药之功效主治编成《马百良药撮善录》，又称《广东贵宁

---

① 梁瑞沧：《"马百良"七厘散创办史》，载中国人民政治协商会议广东省佛山市委员会文教体卫委员会编《佛山文史资料》第10辑（名医名药史料专辑），1990，第172页。

② 吴长海主编《中一之路——广州中一药业有限公司发展史》，广东科技出版社，2010，第16页。

堂马百良丸散膏丹药酒目录》，清朝末年由敬慎堂刻印，现广州中山图书馆有藏。书中梁耀枢、崇绮、毛昶熙、张正纪、李辰辉、李大经、罗淳衍等十位官绅所赠的联额题词中，称马百良为"大国手"，其中崇绮与李大经更极力称赞马百良的百胜珍珠散有奇效，将百胜珍珠散放在篇首进行介绍，它是马百良的主要产品之一。《马百良药撮善录》中列有七十余种丸、丹、膏、散、药酒及其功效，其中有一些非常特别的药物，如深山正猴竭，书中指出猴竭一药为母猴的月经血块，可祛瘀消积定痛，治女性闭经、成人跌打损伤及小孩疳积等病。书中还有西药金鸡纳霜。①

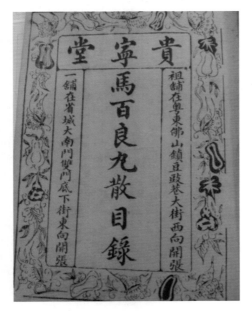

《马百良药撮善录》书影

---

① 马百良：《广东贵宁堂马百良丸散膏丹药酒目录》，清末敬慎堂刻本。

（八）长春洞里潘高寿

川贝枇杷露是一种家喻户晓的止咳中成药。有一家老字号，自清光绪年间创办起，即致力于治咳，它就是"潘高寿"。

1. 长春洞里攀高寿

潘高寿创于清朝光绪年间，创始人是广东开平人潘百世、潘应世兄弟。他们在广州高第街设了一家前店后厂式的药铺，前店卖药，后厂制丸，进行作坊式生产，雇工10余人，店号"长春洞"。"长春洞"药铺主营各种成药蜡丸，所制作的蜡丸有卫生丸、理中丸、保肾丸、白凤丸、宁神丸、镇惊丸等。蜡丸不仅行销广东各地，还远销到秘鲁、暹罗（现泰国）、新加坡等地。为宣传其产品有药到回春、延年益寿之功效，潘氏兄弟在店铺前挂起"长春洞潘高寿蜡丸"的招牌。字号中既含有店主的姓氏"潘"，又有"长春洞里攀高寿"的谐音，巧妙地将店名、人名、宣传语融为一体。[①]

潘氏兄弟于20世纪20年代初先后去世。药铺由潘百世之子潘逸流、潘应世

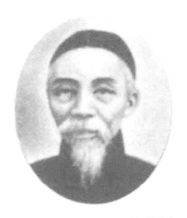

潘百世像

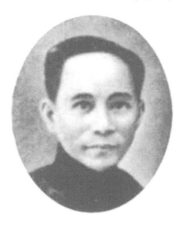

潘郁生像

[①] 刘兆民：《长春洞里攀高寿——广州潘高寿股份有限公司》，载广州市政协学习和文史资料委员会、广州市地方志编纂委员会办公室编《广州文史》第六十一辑（广州老字号），广东人民出版社，2003，第49页。

之子潘楚持共同经营。没多久潘逸流、潘楚持又相继转营他业。药铺由潘百世的四子潘郁生出任司理。不久广州起义爆发，长春洞药铺在战火中被毁。潘郁生在西关十三行路豆栏上街设店，重新营业。辛亥革命后，西医逐渐为人们所接受，中成药的制售受到冲击。潘郁生决意另辟路径，着手创制新药。潘郁生看到南方气候湿热，乍暖乍寒，人们易患伤风咳嗽，而当时市面销售的枇杷露多是独味单方，治咳疗效不显著。于是他将具有润肺镇咳作用的川贝母和有祛痰作用的桔梗与枇杷叶一起熬炼。潘郁生为消除患者怕吃苦药的心理，还在药液中加上香料和糖浆，将汤剂改为糖浆剂。他为使该剂耐久存放，又吸取了西药制剂方法，加进了苯甲酸等作防腐剂。新药制成后，定名为"潘高寿川贝枇杷露"。

2. 真假枇杷露

为扩大宣传，潘郁生以父亲潘百世的真像和自己的画像为商标，并特意在自己的像旁注明潘四叔创制，印成精致的包装盒，使人容易辨认。由于疗效显著且广告宣传策略高明，潘高寿川贝枇杷露声名鹊起，几年间便成为家喻户晓的治咳药，并行销粤、港、澳及台湾等地，声名甚至超越了"长春洞"药铺。

1929年，潘郁生正式竖起"潘高寿药店"的招牌，与"长春洞"分立，前者主营川贝枇杷露，后者仍延续其蜡丸生意。由于枇杷露极受欢迎，各药厂纷纷仿效，其中诚济堂推出川贝枇杷露的同时，在香港的各大报纸上刊登川贝枇杷露广告。潘郁生认为川贝枇杷露是自己独家首创，见到现在居然有人仿效生产，而且还大做广告、广为宣传，便十分气愤，于是以"一二三四五六七，忠孝仁爱礼义廉"为题，在报章上撰文讽喻诚济堂"忘八"和"无耻"，喻指其川贝枇杷露是冒牌货。诚济堂已经在香港将"川贝枇杷露"的商标抢注，于是到法院状告潘郁生，潘郁生最终没能胜诉。①

---

① 韩凝春主编《商道循之：中华老字号辑录》，中国经济出版社，2016，第109页。

由于感受到了因没有"专利"及"知识产权"意识而吃了亏的切肤之痛，潘郁生毅然改良了产品包装。新包装以父亲潘百世的真像和自己的画像为商标，并特意在自己的像旁注明潘四叔创制，还在产品包装上印上"劝人莫冒潘高寿，留些善果子孙收"的文字警醒其他药厂。此举收到了一定的效果，很少有药厂再仿冒了。

1938年广州沦陷，长春洞药铺被迫关停。潘郁生父子分别逃往香港、韶关等地，继续经营川贝枇杷露。抗战胜利后，因族人无力集资复业，于是由潘郁生独资经营，以"潘高寿药行"彻底取代"长春洞"药铺，并淘汰祖业经营的蜡丸，专营川贝枇杷露，又在广州杉木栏路开新店铺以扩大生产。1948年至1949年，潘高寿药行发展到鼎盛时期，当时川贝枇杷露行销很广，不但遍及粤、港、澳，还销售到中国台湾地区，以及新加坡一带。为了扩大经营，潘郁生除在香港设厂外，还在台湾、澳门设点经营。①

3. 历经波折而新生

直到1956年，潘高寿药行仍是作坊式生产，雇工不到30人。1956年公私合营，以潘高寿药行为基点单位，与生产止咳枇杷露、止痛散、济众水的大同成药社和生产白罗仙牌止咳水、丹杜莲皮肤水的中华成药社合并，成立了"公私合营潘高寿联合制药厂"，当日挂牌营业。职工人数从原来老潘高寿的不足50人增至90人左右，生产的品种以各合营单位原有的酊水糖浆为主，将川贝枇杷露列为主体产品，保持了"潘高寿"的传统特色。②

20世纪50年代末，潘高寿药厂的经营遭遇困境。先是生产的"铁破汤"成药因质量欠佳而被相关部门叫停。1959年，潘高寿主要生产场地

---

① 刘兆民：《长春洞里攀高寿——广州潘高寿股份有限公司》，载广州市政协学习和文史资料委员会、广州市地方志编纂委员会办公室编《广州文史》第六十一辑（广州老字号），广东人民出版社，2003，第50~51页。
② 魏大华、郑楠主编《百年潘高寿治咳之路——潘高寿药业股份有限公司发展史》，广东科技出版社，2016，第296页。

毁于火灾，幸亏工人生产自救，以为其他药厂代产产品包装维持药厂的经营。经过一段艰苦时期，积累了一定资金和生产资料，因陋就简地盖起了简易工场，砌起了炉灶，架起了铁锅，便成了煮糖间。到1960年底，潘高寿药厂才恢复传统产品"川贝枇杷露"的生产。经过几年的艰苦奋斗，潘高寿药厂恢复了生机，产量直线上升，潘高寿的产品再度名扬市场，畅销各地。1964年到1976年，潘高寿药厂曾短暂并入广州中药总厂和广州中药七厂，且一度命名为"中药七连"。1981年恢复"广州潘高寿药厂"厂名。①

2006年，潘高寿在中国品牌研究院公布的"中华老字号品牌价值百强榜"中，集"中华老字号""广州老字号""治咳老字号""广东省著名商标""广州市著名商标"等称号于一身。2007年，潘高寿凉茶秘方及其专用术语被列入"广东省非物质文化遗产"，紧接着"潘高寿中药文化"也被列入"广东省第二批非物质文化遗产"名录中。2008年，潘高寿药业这两项省级非物质文化遗产均被列入"国家级非物质文化遗产"名录。②

（九）普济众生李众胜

李众胜堂药行，于清光绪二十二年（1896年）由李兆基于当时的广东佛山镇创办，主要生产保济丸等中成药，是一家历史悠久、颇负盛名的制药企业。

1. 吕祖赐方

关于李兆基创制"保济丸"，有一个"吕祖赐方"的故事。李兆基

---

① 刘兆民：《长春洞里攀高寿——广州潘高寿股份有限公司》，载广州市政协学习和文史资料委员会、广州市地方志编纂委员会办公室编《广州文史》第六十一辑（广州老字号），广东人民出版社，2003，第51~52页。

② 魏大华、郑楠主编《百年潘高寿治咳之路——潘高寿药业股份有限公司发展史》，广东科技出版社，2016，第7页。

膝下无儿，靠卖草药凉茶为生，为人和蔼可亲，乐善好施，深得街坊邻里敬重。一天夜里，李兆基做了个梦，梦见有一位长须老人身背宝剑，手托药葫芦，笑眯眯地对他说："你一生乐善好施，有副好心肠，只是钱少力薄，往往不能如愿。我如今教你一个药方，制成药丸出售，可了你普济众生之愿。"说罢，从药葫芦中拿出几粒小如珠子的药丸给李兆基，然后飘然而去。第二天，李兆基一觉醒来，梦里之事仍历历在目。他试回忆一下药方，竟可背诵如流。忆起梦中老人，正和家里供奉的吕祖先师吕纯阳一模一样！于是按吕祖所赐药方制成药丸，取名为"普济丸"，取普济众生之意，在文明里小店内出售。李兆基始创了能医百病的神药的消息，不胫而走。小店门庭若市，生意兴隆。后来，李兆基在祖庙大街置了大宅一间，立店号为"李众胜堂"，专营普济丸。

2. 以诗促销

1896年，李兆基在广东佛山祖庙大街开了一间药行，开始生产保济丸、保胜油、保和茶、金蝉散等中成药。其生产的保济丸有消食化滞、解暑清热之效，且价格便宜，无副作用，因此销路渐广，远近闻名。

李兆基很注重利用上层知识分子为产品促销，经常参加佛山龙塘诗社的活动。1919年，李众胜堂作东邀集龙塘诗社众人端阳雅聚，席间赋诗多首，其中有的诗就是诵李众胜堂的，如云"李园橘井也留香，妙药争传众胜堂……茶是保和丸保济，春回中外大名驰"等。[1]李众胜堂平时还举行各种"校诗之会"，征集诗赋、对联作品，编印成册，注明"凡购买药品三元即获赠送"。

1922年，李众胜堂以"神农外夷"命题征诗，龙塘诗社主人吴荃选评论说："众胜堂主人李兆基先生，爱国人士也。慨夫西药充斥，国粹沦亡，不发明中药不足以言保种，不提倡土货不足以塞漏卮。爰以'神农外夷'四字命题征诗，具有深意。"[2]新会麦园伍的"外夷"题诗

① 李众胜堂编印《诗赋精华合璧》，1927，第4页。
② 李众胜堂编印《神农外夷诗集精华》，1925，第73–74页。

云："中华起瘤有传人，何必西医技乃神。"①而陈子牧的"神农"题中有云："教民耕植形憔悴，救我疮痍脱毒痛。火德递兴中夏福，代传粮药适时需。"②褒贬鲜明，反映了征诗宗旨。

1925年印行的《神农外夷诗集精华》和1927年印行的《诗赋精华合璧》记载了六场诗会的"联首"，分别为"药储酒楼防客醉""丸味请研真与伪""丸油解醉蒙骚赏""药送远轮期济众""众胜保济"和"众歌药妙宜兴土"。应对者有来自我国广州、香港、佛山等城市和越南等地的文人雅士，李众胜堂延请名宿评阅，列东、西榜公布名次。

在当时民族工业受到打压，西医西药倾销于我国的情况下，李众胜堂以传统文化为配合，唤起民族情感，增进中药销售。

3. 热心公益

李兆基热心公益事业，积极参加慈善活动，见于许多记载。如李众胜堂编印的《广州市新辟马路及各街道全图》上收载多个社会感谢赠匾，其中1906年佛山山紫铺五约值理赠送李众胜堂《普济众生》匾额，题记感谢"李兆基善士"云："光绪丙午（1906年）宝山铺赈，见所用万应保济丸，能医毒核、疴呕肚痛、抽筋急症、食滞心翳、痰多咳嗽、小儿惊风、酒醉作呕等症，救活甚众。请饮保和茶，但觉身热、骨痛、痰火、湿毒，到饮者各称奇妙。特刊数言申谢。"1908年佛山镇义仓绅耆送李众胜堂《万家甘露》匾额则说："光绪戊申（1908年）夏秋之交，风水为灾，佛山开仓赈贫民八万余口，贵堂主人助施保和茶三十余天，兼施胜保油，贫民冒暑赴厂，籍以无恙，造福多矣，爰署榜题，用张义举。"1924年，"香港联义社"《鸣李众胜堂药物》公告中说："李兆基君由戊午年（1918年）将各种药品敬送，便利客商，已逾四载，不惜牺牲利权，惠及同胞，救活世人，指不胜屈。"这些善举换来社会的敬重，也增加了产品的美誉度。

---

① 李众胜堂编印《神农外夷诗集精华》，1925，第43页。

② 同上书，第158页。

新中国成立后，1956年公私合营，以李众胜堂药厂为基点厂，联合何明性堂成药社、必得胜药厂、胜利药号、广祯祥中药厂、唐人中药厂、邹家园药厂、太和洞药厂、马伯行药厂8间中药厂成立"公私合营李众胜联合制药厂"。1989年该厂正式更名为广州众胜药厂。[①]2004年以后，受惠于《内地与港澳关于建立更紧密经贸关系的安排》，香港保济丸可零关税在内地销售，但因商标问题名称改用"普济丸"。

李众胜堂的产品，以"保济丸"为主，其主要组成药物为钩藤、薄荷、蒺藜、白芷、木香、神曲、菊花、广藿香、苍术、茯苓、厚朴、化橘红、天花粉、薏苡仁、葛根、谷芽，具有解表、祛湿、和中的功效。1987年，佛山市制药一厂向广东省卫生厅要求恢复生产李众胜堂保济丸，获得批准。保济丸现由国药集团冯了性（佛山）药业有限公司生产。

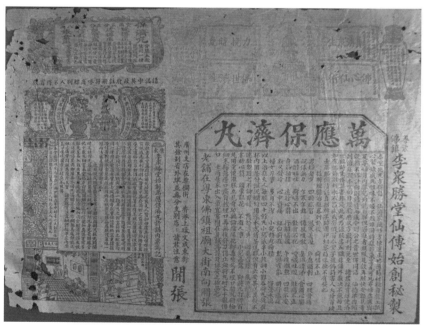

李众胜堂万应保济丸广告（广东中医药博物馆藏）

---

① 孔令仁、李德征主编《中国老字号》第9卷（药业卷），高等教育出版社，1998，第303-305页。

　　李众胜堂祖铺建于民国初年，为李众胜堂创始人李兆基所建，属传统商铺建筑。建筑坐北向南，前楼下面是商铺，上面是李兆基家人居住的地方，后面有花园、工场，为三进三层硬山顶青砖木结构。李众胜堂祖铺是海内外药业连锁店铺的总号所在，为佛山现存传统中成药老字号保存较完整的祖铺样式。地处东华里68号的龙塘诗社原是清末民初时期李众胜堂药铺的东侧后花园。2011年重新修葺，已恢复当年的高墙青砖旧模样。

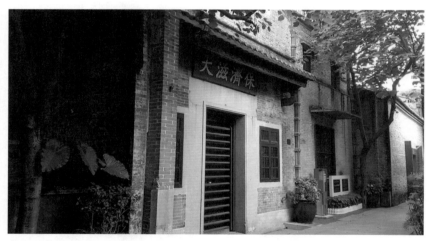

李众胜堂祖铺

六、岭南养生民俗

（一）药食同源老火汤

岭南饮食文化历史悠久，其中注重食治调养为一大特色。至今岭南家家户户均能做药膳饮食，其影响可谓深远。这也是岭南医药不断普及的结果，饮食中熔铸着中医药的文化。岭南的饮食中，煲汤是十分显著的特点，而且都有着医药文化的内涵。

现代岭南煲汤绝大多数会加几味药材，以针对不同人的体质进行调补，这种调补之法，不仅健身，用之得当也是养病良方。

清代医家梁玉瑜对此有深刻体会。他善用各种汤饮调补，如二味泻脾胃汤（老乌骨鸭、冬瓜）、一味救阴保元汤（老白鸭），又善用瑞鸽汤，称"瑞鸽常食则调和阴阳气血，绵延嗣孕，益寿延年……每年夏至、冬至、端阳日，宰三冬瑞鸽熬汤，漂盐调淡味……寒热虚实人均宜"，以瑞鸽为主的有阴阳生活汤和瑞鸽救生汤。另外，他又谈到鱼肚"与乌骨老鸭煮食，能治虚劳内伤。凡阴虚人用半酥而不透心者，漂清火气，煮老鸭汤常食，能长肌强健"，等等。岭南药学家何克谏也是这方面的专家，他在《食物本草》后增补的"食治方"中，列有多种汤羹，如治阳虚的羊肉羹、人参鸡，治阴虚的猪肝羹，治热的冬瓜羹，治脾胃的太和羹等，都是易于制作、家常可服的药疗汤谱。[①]

国医大师邓铁涛在临床采用药物治疗的同时，十分注重饮食调养，并多选用药、食两用之品进行调配，制成食疗保健方。它们既可治病，又可强身防病，并且与岭南群众爱用药膳的习惯相吻合，效果显著。选录邓铁涛教授若干靓汤如下。[②]

加味猪肤汤

配方：猪皮（鲜）60克，百合30克，黄芪15克，山药15克。

功效：猪皮甘凉，含蛋白质、脂肪、胶质等，尤以胶质多，可以滋

---

① 郑洪主编《岭南医学与文化》，广东科技出版社，2009，第290—291页。

② 邱仕君主编《邓铁涛用药心得十讲》，中国医药科技出版社，2012，第185—192页。

阴益血，滋润皮肤；百合甘寒润滑，有清肺润燥止咳、清心安神的作用；黄芪甘温，补气升阳，利水消肿，而偏于补脾阳；山药甘平，补脾养肺，养阴生津，益肾固精，而侧重于补脾阴。四味合用煲汤，能益气润肺，生肌养皮，适用于手足皲裂、硬皮病。

制作方法：取猪皮，刮净表皮、毛根，去除皮下脂肪，切成小碎块，与药材一同放入瓦锅中，加水2 000毫升，以大火烧开，然后改文火慢炖，直至猪皮炖烂。

沙虫干煮瘦肉

配方：沙虫干50克，猪瘦肉200克。

功效：沙虫干是老少皆宜的食疗佳品，其性寒，味甘、咸，有滋阴降火、清肺补虚之功效；猪瘦肉味甘、咸，性平，具有补肾养血、滋阴润燥的作用。两味合用煲汤，有养阴润燥、益肺固肾之功效，适用于各种慢性虚损性疾病。

制作方法：洗净后一同放入炖盅中，加水适量，煮沸后改文火炖约1小时，加盐调味，饮汤食猪肉。

塘鲺黑豆汤

配方：塘鲺鱼2～4条，黑豆60～90克。

功效：塘鲺鱼又名胡子鲇鱼，营养丰富，每100克鱼肉中含水分64.1克、蛋白质14.4克，并含有多种矿物质和微量元素。《本草求真》说"塘鲺鱼形似鳅，腮下有二横骨能刺人"。其味甘性温，有补中益阳、利小便、疗水肿等功效。黑豆味甘性微寒，含蛋白质、脂肪、糖类、黑色素、钙、磷、铁和维生素A、维生素B、烟酸等，能补肾益阴、健脾利湿、除热解毒，《本草求真》还记载它能"治腰膝酸痛"。加入理气化气的陈皮，可以调胃气。本食疗方有强精壮骨和益寿作用，是广东民间调理体虚、贫血、头晕目眩、自汗盗汗、耳鸣乏倦的滋补汤水，还可辅助治疗妇女血虚头痛、产后虚弱及血小板减少等症。这汤在夏日对中老年人汗多、头晕乏倦的症状有良好的调理作用。

制作方法：塘鲺鱼去除内脏、鱼鳃等，洗净后放入瓦罐内，再加入黑豆，用文火煮熟，调味即可。也可以加入适量陈皮。

黑木耳猪瘦肉汤

配方：黑木耳10克，猪瘦肉100克，生姜3片，大枣5枚（去核），食盐少许。

功效：黑木耳味甘、性平，含有蛋白质、粗纤维、卵磷脂等成分，被赞为"素中之荤"，具有补气血、润肺、止血等作用。现代医学研究证明，黑木耳具有抗氧化、调血脂、软化血管、止血等作用。本食疗方可用于降压调脂，预防心脑血管病。

制作方法：黑木耳、猪瘦肉、生姜、大枣入锅中，加适量清水，共煮熟，放少许盐调味，吃肉喝汤。

大鱼头汤

配方：大鱼头（鳙鱼头）1个，天麻5克，川芎5克。

功效：大鱼头营养高、口味好，有助于增强男性性功能，并对降低血脂、健脑及延缓衰老有好处，是绝好的滋补品，尤其适合秋冬食用。天麻甘平，入肝经，功能为息风止痉、平肝潜阳、祛风通络；川芎辛温，入肝、胆、心包经，活血行气，祛风止痛。本方平肝息风，通络止痛，祛风除湿，适用于高血压和头痛、眩晕属肝阳上扰者。

制作方法：大鱼头切为两边，用清水洗净，滚油煎以去除鱼腥味，去掉多余油后放入炖盅内，加入天麻、川芎和适量水，隔水炖，水沸后用文火继续炖约1.5小时。可加盐调味。

黄芪党参煲猪腱汤

配方：猪腱（或猪瘦肉、猪脊骨、牛腱）250克，黄芪30～60克，党参15～30克，或加五指毛桃30～60克。

功效：本食疗方补脾益损，适用于脾胃虚损之重症肌无力，其他神经肌肉疾病属脾胃虚损者也可。失眠者加百合30克；湿气重者及长期服用激素、抗胆碱酯酶药物治疗肥胖虚肿者加薏苡仁30克；腹泻者加山药30克；心烦、燥热者加龙眼肉30克；复视者加枸杞子30克或金钗石斛10克。

制作方法：将猪腱（或猪瘦肉、猪脊骨、牛腱）放入炖盅内，加入黄芪、党参，或五指毛桃，慢火煮至烂熟，可加适量生姜、盐调味，食肉喝汤。

猪瘦肉汤

配方：猪瘦肉90克。

功效：本食疗方有补肾养血、滋阴润燥的作用，适用于各种慢性虚损性消耗性疾病的辅助治疗。

制作方法：猪瘦肉切碎，用水一碗余泡浸20分钟，水变至淡红色再煮沸，后慢火熬约15分钟，去渣，服肉汁。可加生姜2片、食盐少许。

五爪龙猪脊骨汤

配方：五指毛桃30～60克，猪脊骨120克，大枣、生姜、食盐适量。

功效：本食疗方有健脾益气、滋阴填髓之效，适用于四肢无力、神疲气短、肌肉萎缩患者。

制作方法：将五指毛桃、猪脊骨、大枣、生姜洗净，入锅中，加水4碗，约1 000毫升，煮沸后慢火煎煮至一碗，约250毫升，加入食盐即可。

鱼胶（鱼鳔）猪瘦肉汤

配方：鱼胶30克，猪瘦肉90克，生姜、食盐适量。

功效：本食疗方有补血滋阴之效，适用于肝肾阴虚型重症肌无力、阴血不足之神经肌肉疾病患者。如兼有湿邪可加薏苡仁30克一同煲汤。

制作方法：将鱼胶、猪瘦肉、生姜入锅中，加水煲至奶白色，加食盐调味即可。

马铃薯番茄猪瘦肉（猪脊骨）汤

配方：马铃薯250克，番茄50克，猪瘦肉（猪脊骨）150克，食盐适量。

功效：本食疗方有健脾和胃、滋阴解毒之效，适用于脾胃虚损兼有感染之肌肉疾病患者。

制作方法：将马铃薯、猪瘦肉（猪脊骨）入锅中，加水4碗约1 000毫升，片刻后下番茄，慢火煎煮至一碗约250毫升，加食盐适量即可。

田鸡油炖冰糖（雪蛤汤）

配方：田鸡油（哈蟆油）6克，冰糖适量。

功效：田鸡油（哈蟆油）又名哈士蟆油，含有大量的蛋白质、氨基酸、各种微量元素、动物多肽物质；味甘、咸，性平；入肺、肾经；有补肾益精、养阴润肺等功能；不燥不火，尤其适合作为日常滋补之品。冰糖味甘、性平，入肺、脾经；有养阴生津，润肺止咳的功效。本食疗方补肾益精、润肺养阴，适用于硬皮病、病后失调、产后虚弱、肺痨咳嗽吐血、盗汗。

制作方法：田鸡油（哈蟆油）和冰糖放入锅内，加水适量，炖烂，即可食用。

（二）添丁调护猪脚姜

岭南一些地区有种风俗，妇女产后要吃姜醋或饮姜酒。这种风俗明朝就已存在。《广东新语》说："粤俗，凡妊娠，先以老醋煮姜，或以蔗糖、芝麻煮，以坛贮之。既产，则以姜醋荐饷亲戚，妇之外家，亦或以姜酒来助，名曰姜酒之会。故问人生子，辄曰'姜酒香未？'。"江门大儒陈白沙《白沙集》里有《谢伯倚得孙送姜酒至》诗，贺"伯倚今朝又作翁"；《张廷举送姜酒至》诗，贺"廷举今年始抱孙"。可见生子食姜醋或饮姜酒是惯常习俗。

姜和醋是好搭配，一散一收，阴阳调和，加上糖来煲鸡蛋或猪脚，富有营养。晚清《时事画报》记载："粤妇受孕，临蓐之前数月，即预煮姜醋，醋中实以鸡蛋。多者六七埕，少者亦一二埕，分娩后则取而食之，每日数食，每食数碗。用以贮姜醋之钵，谓之'住月钵'，盖谓产妇住月时所用也。"医学家曾对这一现象加以研究，认为有一定的合理性，近代著名中医谢观说："广州人之预备生产也，必以生姜数十斤，熬醋十余斤，于产后匝月内拌米饭尽量食之，不得少掺他品。从之则体健，违之则多病，或且不测。"（《中国医学源流论》）东莞籍名医卢觉愚说："吾莞俗更服吴萸、姜醋等，动辄数两以至数十斤，似非此不足以复其元气者。"（《觉庐医话》）妇女生育是一个消耗体力的过程，过程中破水失血，产后排瘀血恶露，而且生育时身体暴露，易于受寒。姜醋蛋或姜醋猪脚可以起到补充元气兼散寒化瘀的作用。

从理论来说，姜与酒的搭配确实偏于热性，多饮可能有害。但广东风俗所用的酒不是白酒，而是糯米酒，甜味远大于辛味，用来做姜酒鸡，即使产妇连吃一个月亦可。添丁送姜酒，是流传至今的岭南民俗。[①]

（三）四季常服有凉茶

提到岭南保健，不能不说凉茶。凉茶实际是成方汤药。或许受历代医家提倡的影响，岭南人逐渐形成了常服汤药以防病的习惯。不过与宋明偏温方药不同，凉茶多为清凉之剂，受温病学派影响更明显。而在药材上多用当地土产生草药，易于采集，群众也乐于接受。随着岭南商业的发展，凉茶蔚然成为一个产业，街头随处可得。

广州中医药大学赵思兢教授曾对生草药凉茶进行详细调研，将凉茶分为苦寒泻火除湿、甘凉清热和甘凉清热润燥三大类，摘要介绍如下。

1. 苦寒泻火除湿类

大多数凉茶品牌属于这一类。常用药物：岗梅根、布渣叶、金樱根、水翁花、金钱草、鸭脚木、山芝麻、救必应、淡竹叶、五指柑、火炭母、地胆草、白花茶、大头陈、金沙藤、千层纸、九干菜、葫芦茶、路兜簕、木槵、黑面神、蛇泡簕、鬼羽箭、三桠苦、银花藤、相思藤、

---

① 郑洪：《岭南摄生录》，南方日报出版社，2014，第183–184页。

钱包金、苦瓜干、金刚藤、金丝草。其他个别加减的还有40种，总范围共70种。也有一些采用其中某一单味制售的，如苦瓜干凉茶、水翁花凉茶等单味凉茶。

2. 甘凉清热类

属于这一类的凉茶，有复方和单味的两种。复方的有生鱼葛菜汤（生鱼、塘葛菜、陈皮、红薯、罗汉果）、鲮鱼粉葛汤（鲮鱼、葛根、陈皮、红薯）、七夕秧蟑螂（七夕秧、蟑螂）、荸荠芫荽汤（鲜荸荠、芫荽、胡萝卜、竹蔗）等。这些凉茶善治疳积、骨火、婴孩发热等。单味的多用于小儿肝热，常用的有独脚金茶、金丝草茶、孩儿茶、崩大碗茶、九爪芋或痕芋头水等。

3. 甘凉清热润燥类

主要有竹蔗茅根水（竹蔗、鲜白茅根、老桑木），适用于秋燥口干、干咳等。

有的凉茶偏于寒凉，甚或苦寒。总之，凉茶无论用于预防还是用于治病，均应根据症状和体质，对证饮用。

凉茶在晚清时期开始遍及街市。最著名的品牌王老吉凉茶，诞生于1828年，是公认的岭南凉茶老字号，距今已有近两百年的历史。1828年，广东省鹤山县有一名叫王泽邦的医生创制出王老吉凉茶。1840年前后，王泽邦在广州十三行路靖远街开设了第一间王老吉凉茶铺，专营水碗凉茶。王老吉凉茶配方合理，价钱公道，因而远近闻名，门庭若市，供不应求，于是王老吉凉茶铺便进一步以前店后厂的形式，生产王老吉凉茶包。当时的广州十三行靖远街一带既是商家云集的地方，又是码头搬运工等活动的场所，他们中暑或喉痛脑热的时候，都喜欢花两文钱买一碗凉茶消解。王老吉凉茶用料真实，童叟无欺，很快就有了"老老实实王老吉"的大众口碑。王老吉凉茶是中国传统凉茶文化的代表。2006年王老吉品牌被收入"国家级非物质文化遗产"名录，同年被商务部认

218

定为"中华老字号品牌"，2014年得到"全球历史最悠久的凉茶品牌"吉尼斯世界纪录认证。王老吉从广州一直扩展到香港，还随华侨远销美国，成为岭南凉茶的代表性品牌。其他知名的传统凉茶还有沙溪凉茶、石岐外感凉茶、源吉林甘和茶、廿四味、外感平安茶、神农茶等，数十种之多。

（四）养生需辨寒热底

寒底、热底，这是广东人嘴边经常挂着的词，意思是说体质偏寒或偏热，吃什么东西都得顾着这个"底"。像虾、蟹、鸡、鸭之类，都要分体质来吃。

清代广东茂名籍医生梁玉瑜说：蟹"热人食则宜，寒人食则无益"；虾则"寒人食宜，热人食不宜"；乌骨鸡甘温，"血气虚寒者尝则救补，实热者尝则损毒"；乌骨鸭滋阴，"脏腑实热者尝则救补，虚寒者尝则损毒"（《医学答问》）。

甚至主食米和面都有讲究。南方多吃籼米，《广东新语》说籼米"气味清芬，性温无毒，最可以和脾养胃"，而北方的粳米"白者凉，食之生痰"。"广人以面性热，不以为饭"。

体质和用药有寒、热之分，这是有道理的。清代曾在广东当医生的章楠说："若人身中阴旺则多寒，能受热药；阳旺则多火，能受凉药。"（《医门棒喝》）药食同源，但食物毕竟是日用之物，有必要像吃药那样小心吗？很多外地人来到广东，对这种讲究很是奇怪，甚至不耐烦。不过待久了，慢慢就发觉有道理，因为不跟着做，健康就容易出问题。

为什么呢？古代的阴阳理论说，岭南是阴阳交接的地方，阳气极盛，阴气初生。中国文化最怕"极"字，凡事到了极点就容易生害。人的体质有偏凉偏热的区别，适宜吃相反的东西。食物比较平和，偶尔吃得不对，身体也能自行调节。只是在岭南环境里，人体经常积聚湿和热，身体调节功能常年运转，负荷接近极点，一个不小心，可能就成为最后一根稻草，身体出状况了。所以岭南人那么注意辨别寒底热底和食物性味，都是环境使然。

不过，寒底热底只是普通人的说法，在医生眼里并没有那么简单。寒底热底也不是一辈子不变的事情，会随环境、年龄的变化而变化。所以有人去看医生，见医生的处方里有一两味药跟自认为的"寒底"或"热底"不合，就不肯吃，这样是不对的，这些都得交给医生去做专业判断。[①]

（五）进补要将虚实分

如果觉得身体疲劳，但吃点补药又上火，广东人就会说"虚不受补"，去买点"清补凉"煲汤啦。

"虚不受补"这种说法，是在好补成风的明朝开始流行的。明代温补派名医张景岳说："凡虚损既成，不补将何以复？而有不能服人参、熟地及诸补之药者，此为虚不受补。"（《景岳全书》）另一个名医李中梓说："虚劳证，受补者可治，不受补者不治。"（《医宗必读》）看来这还是个大问题。不过"不治"是指虚劳重病，"惟胃气绝者不受补，则不可救矣"（《医医病书》）。普通人并不至于"胃气绝"，如果体质虚不受补，可以另想办法，"清补凉"就是适合岭南人特点的良方。

清代名医吴鞠通归纳说，"虚不受补"有三种情况。

第一种是"湿热盘居中焦"，"宣化其湿，即受补矣"。广东"清补凉"里经常用薏苡仁、凉粉草、芡实、赤小豆、扁豆等化湿又不伤脾的药，就起这个作用。

第二种是"肝木横穿土位"，指肝气不舒，影响脾胃吸收。《红楼梦》里林黛玉有这个问题。黛玉身子弱，一直吃人参养荣丸等，但收效不大，有次精通医理的宝钗去探望她，说："我看你那药方上，人参、

---

① 郑洪：《岭南摄生录》，南方日报出版社，2014，第195–196页。

肉桂觉得太多了，虽说益气补神，也不宜太热。依我说，先以平肝健胃为要，肝火一平，不能克土，胃气无病，饮食就可以养人了。"广东"清补凉"就通常配怀山药、党参、大枣等平和健脾的药材，而不会用人参、鹿茸等燥热药。

第三种是"误伤胃气"，这要分阴、阳。胃阳伤用陈皮、半夏，胃阴伤宜"和以鲜果汁、甘凉药品之类"（《医医病书》）。"清补凉"中常用药材也有石斛、沙参、玉竹、百合等，起到滋阴清润的作用。

所以，"清补凉"是一种有常法而无定药的岭南习俗，药店出售的药包成分不尽相同，对调节人体疲劳状况都有一定帮助。但实际上它"补"的力量并不强。身体确实虚弱的人要避免"虚不受补"。另一个办法是依时令进补，在广东，秋冬季节湿热之气少，就是进补时机。①

（六）健身常练八段锦

八段锦是我国医疗体育的瑰宝之一，它历史悠久，具有简单易学、行之有效等优点。

八段锦起源于导引。而导引有很多派系，有以气功吐纳为主的，有以屈伸肢体为主的，有以自我按摩为主的，但总的精神不外"气和""体柔"，这是练功时必须注意的。

导引发展至汉代，其以运动肢体为主的一派，经过改进，成为有名的华佗五禽戏。及至宋代，从五禽戏一派中，又衍生出"八段锦""百段锦"之术，至清代形成比较简单易行的现在术式的"八段锦"。可见这一套简单易行的八段锦，已有千年的历史，并在千年传承的过程中经过不断改进而成。因此它是名副其实的美如绣的、既能治病又可延年的健身术。国医大师邓铁涛对八段锦极为推崇。八段锦的动作讲解如下。

---

① 郑洪：《岭南摄生录》，南方日报出版社，2014，第191–192页。

第一段：两手托天理三焦

预备姿势：直立，两臂自然下垂，手掌向内，两眼平视前方，舌尖轻抵硬腭，自然呼吸，周身关节放松，足趾抓地，意守丹田，以求精神集中片刻，两臂微屈，两手从体侧移至身前，十指交叉互握，掌心向上。动作：①两臂徐徐上举，至头前时，翻掌向上，肘关节伸直，头往后仰，两眼看手背，两腿伸直，同时脚跟上提，挺胸吸气。②两臂放下，至头前时，掌心由前翻转向下，脚跟下落，臂肘放松，同时呼气。如此反复16～20遍，使呼气、吸气均匀，最后十指松开，两臂由身前移垂于两侧，以作收势。

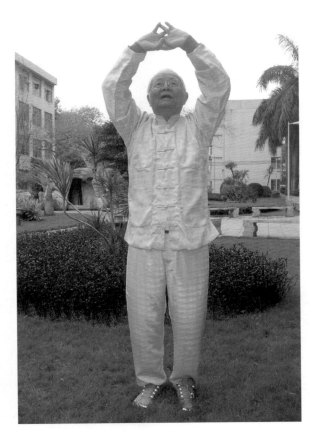

两手托天理三焦

第二段：左右开弓似射雕

预备姿势：左脚向左侧跨一步，两腿屈膝成马步，上体直，同时两臂平屈于两肩前，左手食指略伸直，左拇指外展微伸直，右手食指和中指弯曲，余指紧握。动作：左手向左侧平伸，同时右手向右侧猛拉，肘屈与肩平，眼看左手食指，同时扩胸吸气，模仿拉弓射箭姿势。两手收屈于胸前，成复原姿势，但左右手指伸展相反，同时呼气。右手向右侧平伸，同时左手向左侧猛拉，肘屈与肩平，眼看右手食指，同时扩胸吸气。如此左右轮流进行开弓16～20遍。最后还原收势。功效：这一节动作的重点是运动胸部颈椎，两臂外展且左右交替猛拉促使胸廓扩大，增强呼吸功能与血液循环，颈椎左右旋转运动，增加头部的血液循环，有利于心神健康。要领：左右开弓的两手要平，马步要稳，两手绷紧时稍用力，其余不用力。

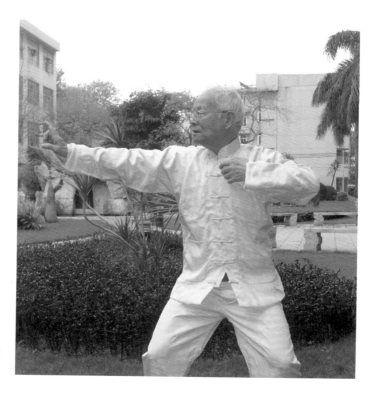

左右开弓
似射雕

第三段：调理脾胃须单举

预备姿势：直立，两臂自然垂伸于体侧，脚尖向前，眼睛平视前方。动作：右手翻掌上举，五指伸直并拢，掌心向上，指尖向左，同时左手下按，掌心向下，指尖向前，拇指开展，头向后仰，眼看右指尖，同时吸气。复回原位，同时呼气。左手翻掌上举，五指伸直并拢，掌心向上，指尖向右，同时右手下按，掌心向下，指尖向前，拇指开展，头向后仰，眼看左指尖，同时吸气。复原再呼气。如此反复16～20遍，运动时宜注意配合均匀呼吸。功效：此动作是两臂交替上举与下按，上下用力牵拉，同时仰头，直腰，脊柱侧屈，使两侧内脏器官和躯干肌肉做协调牵引，主要作用于中焦，促使肠胃蠕动，增强脾胃消化功能。要领：手在上举之时稍用力，腰部稍有拉牵的感觉。

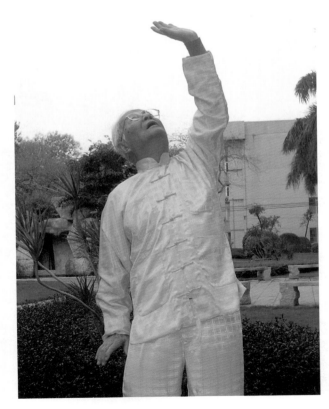

调理脾胃须单举

第四段：五劳七伤望后瞧

预备姿势：直立，两臂自然伸直下垂，手掌向腿旁贴紧，挺胸收腹。动作：双臂后伸于臀部，手掌向后，躯干不动，头慢慢向左旋转，眼看向左后方，同时深吸气，稍停片刻。头旋转复归原位，眼平视前方，并呼气。头再慢慢向右旋转，眼看向右后方，并吸气稍停片刻，再旋转复归原位，眼平视前方，并呼气。如此反复16～20遍。最后还原成预备姿势和收势。功效：本段动作使头、胸部反复用力，左右旋转，增强颈部肌肉的收缩能力，加强胸椎和胸骨的活动，主要增强肺脏功能，同时能增加脑部的血液供给，对脏腑气血和全身均有协调作用，对防治五劳七伤都有好处。要领：上半身可以转动，眼睛尽量向后看，下半身不动。

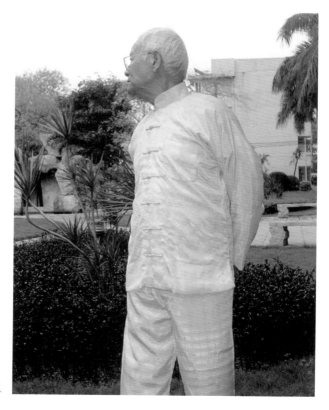

五劳七伤望后瞧

第五段：攒拳怒目增气力

预备姿势：两腿分开，屈膝成马步，两侧屈肘握拳，拳心向上，两脚尖向前或外旋，怒视前方。动作：右拳向前猛冲击，拳与肩平，拳心向下，两眼睁大，向前虎视。右拳收回至腰旁，同时左拳向前猛冲，拳与肩平，拳心向下，两眼睁大，向前虎视。左拳收回至腰旁，随即右拳向右侧冲击，拳与肩平，拳心向下，两眼睁大，向右虎视。右拳收回至腰旁，随即左拳向左侧冲击，拳与肩平，拳心向下，两眼睁大，向左虎视。以上动作要配合呼吸，拳冲击时呼气，回收复原时吸气，反复进行16～20遍。最后两手下垂，身体直立。功效：这段动作主要运动四肢和眼肌，握拳要紧，脚趾用力抓地，全身用力，聚精会神，瞪眼怒目，使大脑皮层和交感神经激发兴奋，加强心血循环，收缩全身肌肉，以利于气血运行。要领：手臂要用力，拳头转着出去，其余不用力。

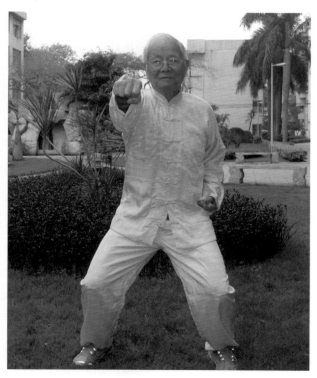

攒拳怒目增气力

第六段：两手攀足固肾腰

预备姿势：直立，两臂自然伸直下垂，手掌向腿旁贴紧，两腿直立，两手自然置于体侧成立正姿势。动作：两臂高举，掌心相对，上体背伸，头向后仰。上体尽量向前弯曲，两膝保持正直，同时两臂下垂，两手指尖尽量向下，头略抬高。如此反复16～20遍。此式可用自然呼吸，最后还原收势。功效：此节动作，包括头部后仰、上体背伸和弯腰活动，主要运动腰部。并能加强心肺功能，通过血液循环，将大量新鲜血液供给头脑和全身组织。经常锻炼腰部，有强肾的作用，既能医治腰腿痛及腰肌劳损等病，又能增强全身功能。要领：双手尽量往下靠，初学者和老人靠的距离要循序渐进，不要太急。

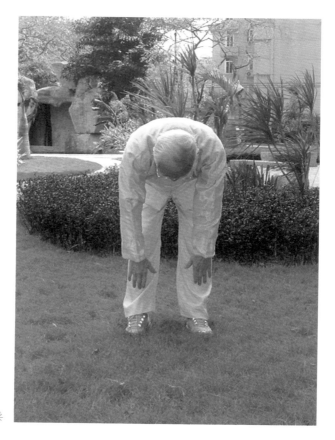

两手攀足固肾腰

第七段：摇头摆尾去心火

预备姿势：两腿分开，屈膝下蹲成马步，两手按在膝上，虎口向内。动作：上体及头前俯深屈，随即在左前方尽量做弧形环转，头胸尽量向左后旋转，同时臀部则相应右摆，左膝伸直，右膝弯曲。复原成预备姿势。上体及头前俯深屈，随即在右前方尽量做弧形环转，头胸尽量向右后旋转，同时臀部相应左摆，右膝伸直，左膝弯曲。复原成预备姿势。如此反复16～20遍，可配合呼吸，头向左后（或右后）旋转时吸气，复原时呼气，最后直立而成收势。功效：这段动作是全身运动，尤其是颈椎、腰椎及下肢的活动，头部尽量向后旋转，不仅可以锻炼颈部肌肉和关节，对胸廓运动也起到一定的作用。有助于血液循环，改善头脑血液供应；腰椎活动能锻炼腰部肌肉、关节、韧带等，对腰部疾患及下肢活动都有良好作用。要领：动作要柔和，向后看的时候一条腿弯曲，另一条腿伸直。

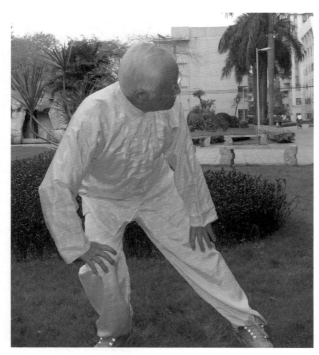

摇头摆尾去心火

第八段：背后七颠百病消

预备姿势：立正，两手置于臀后，掌心向后，挺胸，两膝伸直。动作：脚跟尽量上提，头向上顶，同时吸气。脚跟放下着地并有弹跳感，同时呼气。如此反复进行7遍。最后恢复成收势。功效：这段动作使全身肌肉放松，强调脚跟上提后做轻微震动，使全身肌肉渐渐松弛，达到全套八段锦运动后，各脏器及肌肉的缓解复原。同时足部的弹性震动有利于脑和脊髓中枢神经的血液循环畅通，进而加强全身神经–体液调节。要领：全身要放松，脚跟落地时不要用力，要自然。

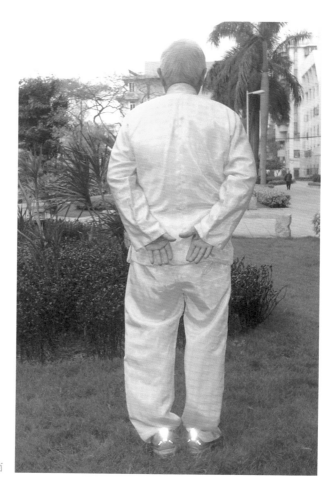

背后七颠百病消